小动作大健康

付国兵教你轻松养生

北京电视台《养生堂》栏目组
付国兵　戴晓晖　著

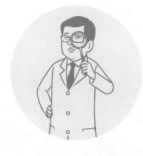
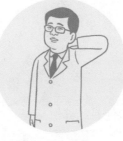
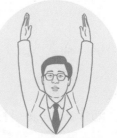
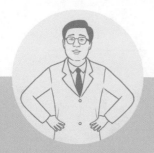
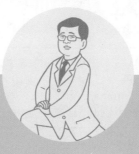
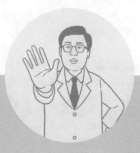

江苏凤凰科学技术出版社
·南京·

图书在版编目（CIP）数据

小动作　大健康：付国兵教你轻松养生 / 北京电视
台《养生堂》栏目组，付国兵，戴晓晖著. — 南京 ：江
苏凤凰科学技术出版社，2020.9
　　ISBN 978-7-5713-1302-9

　　Ⅰ．①小… Ⅱ．①北… ②付… ③戴… Ⅲ．①养生（
中医）Ⅳ．①R212

中国版本图书馆CIP数据核字(2020)第136897号

小动作大健康　付国兵教你轻松养生

著　　　　者	北京电视台《养生堂》栏目组　付国兵　戴晓晖	
责 任 编 辑	祝　萍　向晴云　胡冬冬	
责 任 校 对	杜秋宁	
责 任 监 制	方　晨	

出 版 发 行	江苏凤凰科学技术出版社
出版社地址	南京市湖南路1号A楼，邮编：210009
出版社网址	http://www.pspress.cn
印　　　刷	广州市新齐彩印刷有限公司

开　　　本	718 mm×1000 mm　1/16
印　　　张	18.5
字　　　数	180 000
版　　　次	2020年9月第1版
印　　　次	2020年9月第1次印刷

标 准 书 号	ISBN 978-7-5713-1302-9
定　　　价	68.00元

图书如有印装质量问题，可随时向我社出版科调换。

推荐序

在我的学生当中，付国兵继承了我宫廷推拿的衣钵，发展了我的振腹疗法。最难能可贵的是，他能推仁及人，多年来勤于门诊之余，还一直致力中医科普，在各个平台上科普中医养生知识。有徒如此，吾心甚慰。

中医发展至今，已有千年历史。从《黄帝内经》开始，我们的老祖宗就把"看病"这件事分成了4个部分，除了我们都知道的治疗和康复，预防、保健也必不可少。然而，这一套体系要真正地执行起来还是难度颇高，因为需要医患之间的相互配合。在如今的中医各科中，就医患协同、医患互动而言，我们推拿医生的执行力还是颇佳的。你找推拿医生看病，医生不仅会给你推拿，告诉你要注意什么，还会教你回家后自我推拿和锻炼的方法，以预防疾病的发生和发展。在这个过程中，我们推拿医生一人身兼推拿医生、练功老师、康复师三个角色。偶尔我们还要客串一下心理咨询师，也就是我们常说的身心并调，这样下来才是一个完整的治疗过程。所以我经常说推拿看似很容易入门，但却很难精通。

在宫廷推拿这一脉里，我的恩师刘寿山先生一直强调："正骨要'心慈术狠'，理筋要'喜柔不喜刚'，调脏腑要'气通百病除'。"但是不论医生的医术有多高，都离不开"三分治，七分养"。不是说骨头接上了，筋出槽、骨错缝后复位了，脏腑之气调顺了，病就好了，这只是治疗的第一步，最后能恢复成什么样，还得靠患者后期的训练和养护。

我们把这个过程叫作"修养"，补不足损有余为修，滋浩然之气为养。生病了以后在家里待着、躺着那种养，叫作"休养"，而"休养"极有可能会把病养大了。《黄帝内经》中称之为"久卧伤气，久坐伤肉"。知其然，不知其所以然的读者，又易误会成"既然我身体不好，就拼命锻炼吧"，可《黄帝内经》又说了"久行伤筋，久立伤骨"，过度的锻炼对身体也是一种损伤。中医本义乃中道之医，讲究中正安和。推拿与导引相结合正体现了这种理念，它们对于帮助人体达到"阴平阳秘"的状态，预防、治疗疾病，具有十分积极的作用。

推拿不仅能够治疗颈肩痛、腰腿痛这样的筋伤疾病，也能够治疗内、外、妇、儿各科疾病，更是集预防、保健、治疗、康复于一体的学问。历代中医里，能做到医养结合、医患同步的，推拿和导引当属佼佼者之一。

在《小动作大健康》这本书里，你不仅能学到中医数千年流传下来的防病治病绝招，也能学到包括我在内的几代中医的临床经验，还能读到现代医学与传统医学的融合与碰撞。《小动作大健康》作为一本面向中青年读者的自我推拿和导引科普书，充分考虑了内容的实用性和可操作性，用通俗易懂的语言阐述疾病原理，用生动有趣的话语讲解临床中的真实病例，为老百姓的养生健康、治病防病，尤其是为解决现代办公一族的常见健康问题，提供了切实可行的指导。

在提倡"健康中国"的今天，我希望我的学生付国兵和他的团队能坚持把健康科普做下去，为帮助老百姓提高健康意识，提升身体素质，做出自己应尽的努力和贡献。

也希望广大读者能通过《小动作大健康》这本书，切实学到有益于身体健康的推拿导引方法，缓解因生活工作压力过大而导致的身体疼痛，学会常见内科疾病的自我预防和治疗方法，生活更健康更轻松。

国家级名老中医

宫廷推拿学术传承人

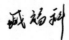

目　录 Contents

第 1 章　"小动作"，大来头

第 2 章　天天看电脑,你的颈椎还好吗？

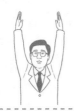

第3章 拿什么拯救你僵硬的肩背？

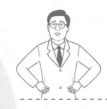

第4章 久坐不动，千万小心你的腰

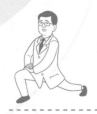

第5章 运动时间，
这些腿部问题必须注意

第6章 亲，你的体检报告出来了

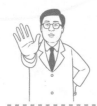

第 7 章　亚健康，让我们操碎了心

第 **1** 章

"小动作"，大来头

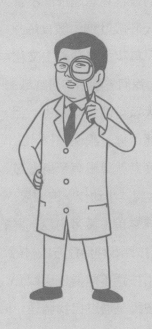

健康"小动作"简史

与西医相比，中医的健康理念最大特点是"治未病"，由此中医学中诞生了一门与其他医学截然不同的学问——养生术。

在中国历史和传统文化里，一直都有医道同源的说法。古代的很多名医，比如葛洪、陶弘景，同时也都是道士，因此很多中医的养生文化来源于道教。

一提起道士，我们很容易想起那些不食人间烟火的山中隐士，他们的养生之术就是每天呼吸吐纳、服食炼丹、修习功法。这一切似乎离我们太过虚幻遥远，其实，这些养生文化早就以老百姓喜闻乐见的形式融入了民间，成为我们生活中不可或缺的一部分。

"导引"这个词大家可能觉得陌生，但一说起五禽戏、八段锦、易筋经、太极拳、广播体操、眼保健操、工间操、广场舞等，你还觉得陌生吗？相信各位读者就算没有亲身做过，也都曾眼见耳闻过。这些正是本书要讲述的健康"小动作"的源泉。

中医医书四部经典之首《黄帝内经》里的《素问》总结了砭石、毒药、灸绒、九针、导引按跷5种治疗方法，按跷就是推拿在古代的叫法。这5种方法中只有导引按跷不需要任何媒介，只需他人帮助或自助就能完成。可以说导引按跷是通过自我调理、治疗来实现自然养生的好方法。那么，推拿与导引相结合的方法，古人是怎么发现并把它总结传承下来的呢？

在远古时期，人类还生活在原始状态，草药还没有被发现，砭石、针灸也都还没有被发明。在生产劳动或与野兽搏斗中，必然产生一些外伤或磕碰。当人体的某一部位受到损伤，出现出血、肿胀不适时，人们便本能地用手按压、抚摩或揉动，结果发现这样做能够有效地缓解肿胀疼痛。久而久之，这些有益的手法得到积累和发展，按摩逐渐从无意识的偶然动作演变成为人们自由运用的系统的治疗方法。这就是最早的按摩推拿。

渐渐地，人类发现在与大自然的斗争中仅仅靠手去按揉并不能解决所有的病痛。《吕氏春秋·古乐》记载："昔陶唐氏之始，阴多滞伏而湛积，水道壅塞，不行其原，民气郁阏而滞著，筋骨瑟缩不达，故作为舞以宣导之。"可见早在氏族社会，中国先民便发明了"舞"这种运动来"宣导"血脉，滑利关节，通达筋骨，治疗由潮湿引起的筋骨关节疾病，形成了中国历史上最早的健身舞，这也是导引术的最初形式。此后，按摩和活动肢体相结合演变出最早的导引术。

1974 年，湖南长沙马王堆三号汉墓出土的帛画《导引图》，是全世界现存最早的导引图谱。巧合的是，现代体操中的一些基本动作，在《导引图》中大多都能找到。同时，现代体育运动里的很多拉伸运动也能在汉代导引专著《引书》中找到，可见西汉时人们在运用导引术治疗疾病方面已经积累了相当丰富的经验。

到隋唐时期，中医已经形成了系统的治疗疾病和康复的运动处方。巢元方的《诸病源候论》不仅记载了汤方，还记载了287条摄生方和导引法，包括肢体运动、呼吸运动、意念运动等。唐代孙思邈在《备急千金要方》中介绍的"婆罗门按摩法""老子按摩法"，都记载了各种肢体的主动导引运动。

到了宋元时期，导引术发展出了比较成熟的体系，强调动作与意念、呼吸相结合，因此就出现了被称为传世经典的"八段锦"。八段锦强调肢体运动顺其自然，注重意念与呼吸的调节锻炼，通过疏通经络、调节气血、平衡阴阳、增强脏腑功能，达到强身健体的目的。例如，八段锦中的"左右开弓似射雕"，不仅能有效地改善颈部血液循环和肢体末梢的微循环，预防肩、颈疾病，而且可以矫正一些不良姿势，如驼背及肩内收。再如，"摇头摆尾去心火"可刺激膀胱经和大椎穴，不仅能疏经泄热、祛除心火，还能预防便秘及痔疾。

到了明清时期，闻名遐迩的《易筋经》出世。《易筋经》将以"导气令和，引体令柔"为特点的养生导引术演变成刚柔相济、以强壮筋骨为主的导引术。例如，"韦驮献杵"可提高肩、臂的肌肉力量，有助于改善肩关节的功能；"倒拽九牛尾"通过四肢上下协调活动，可提高四肢肌肉力量及活动功能。

民国时期，民间武术开始崭露头角，八卦掌、太极拳在这个时期活跃起来，为中华人民共和国成立后的全民健身，奠定了一定的群众基础。

中华人民共和国成立后，中国医疗体育快速发展，不仅继承了传统的功法、武术拳法和体操，还吸收应用了西方的功能锻炼、器械治疗等方法，将推拿与导引相结合，在多个脏器和运动功能等疾病的治疗方面取得了一定的成果。

古人讲"三分治，七分养"，在我从医的 36 年里，深切地感受到疾病的康复除了医生的治疗，更多地需要患者的自我养护，甚至有时候养护的重要性已超越治疗。养护，不是躺在床上静养，而是推拿与导引相结合，休养与适当运动相结合，医患配合才能让患者更快更好地康复。

行医这些年，我根据自己多年的临床经验和现代办公室一族的生活规律，设计了一系列预防保健的"小动作"，将推拿与导引术巧妙地运用到日常生活保健。我把这些"小动作"通过电视、报纸、杂志和自媒体分享给大家，收到了非常好的反馈，甚至有的点播量数以亿计。欣慰之余，我又专门将这些"小动作"整理成册，以期为朋友们带来实实在在的福利！

"小动作"，大健康

健康是什么？

世界卫生组织提出：健康不仅为疾病或羸弱之消除，而系体格、精神与社会之完全健康状态（出自于 1948 年 4 月 7 日生效的《世界卫生组织组织法》序言，自生效以来该定义未经修订）。我们现在所说的"健康"也包括很多方面，其中身体健康、心理健康最为重要。本书主要帮助大家调整以下三个方面的问题。

第一，调整自己的形体状态，为大家提供解决常见的肢体关节小毛病的小妙招。比如落枕、颈椎病、腰扭伤、腰椎间盘突出、膝关节损伤等常见肢体关节问题。

第二，调整自己的脏腑功能，帮助大家在日常生活中预防或解决高血压、高血糖、高尿酸、消化不良、胃脘痛、腹痛、腹泻等常见病症。

第三，调整自己的心理状态，消除不良情绪，帮助大家舒缓或消除抑郁焦虑、胸闷气短、着急上火等情绪问题。

针对每天劳心劳力劳神、身体处于亚健康状态、没有时间静下来调养自己的办公室一族，我们专门设计了简单易学、无需他人帮助、随时随地可做、疗效良好的日常保健方法。

　　本书介绍的许多"小动作"，结合了传统中医的自我按摩、肢体导引，以及中国武术和现代运动康复技术。大家通过这些简单的"小动作"锻炼，可疏通经络、调动气血，使身体经脉功能发挥正常，调养脏腑气血伤损，修复人体机能失调，从而恢复、提升自身免疫力。

　　习总书记强调，没有全民健康，就没有全面小康。健康是人生的第一财富。还等什么呢？快跟我们练起来吧！

　　练好"小动作"，才有大健康。

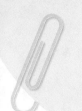

"小动作"注意事项

中国的传统养生导引和武术都讲究功夫，这个"功夫"有两层意思。一是要下功夫，认真去做，不能朝三暮四，也不能过度练习，功到自然成。二是需要时间，很多疾病的康复都是一天一天的调养积累起来的。就像落枕，虽然是颈椎病的急性发作，但在解决了疼痛和活动障碍以后，还要积极地锻炼我们的颈椎，才能彻底康复。再比如，"三高"问题，除了需要时间，还需要改变生活方式，那就更不是一朝一夕能解决的了。

我们设计的这些"小动作"是日常生活中一种绿色、无创伤的养生保健方法，希望可以融入大家的日常生活当中，反复练习，日积月累，就能获得长久的健康。

本书中所提到的"小动作"主要适合慢性病的辅助治疗与保健，对于呼吸、消化、神经、泌尿系统以及心理方面的慢性疾病都有一定的调节作用，但是对于一些精神疾病和急症，比如急腹症、骨折等急性病和外伤等并不适用。

第2章

天天看电脑，你的颈椎还好吗？

现代年轻人多有颈椎不适，常出现颈背疼痛、上肢无力、手指发麻、头晕头痛、恶心、呕吐，甚至视物模糊、心动过速、吞咽困难等症状。

这些颈椎的不适多与长期低头的姿势有关，或许是由于我们工作需要，或许是由于使用手机、电脑没有节制所致。

现在我们就来看看这些颈椎不适的问题应该如何调理与防治。

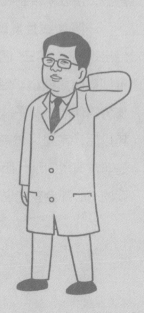

你的颈椎还好吗？

2008 年北京奥运会那年，有一个母亲带着孩子来找我咨询颈椎问题。据母亲说，孩子只要低头时间一长就会头晕，而且记忆力在减退。这么小的孩子怎么会发生记忆力减退呢？

这个孩子是武汉人，爸爸是围棋爱好者，所以他从小就培养孩子下围棋。9 岁那年，孩子已经取得全国青少年组前 10 的名次，于是母亲辞去了教师工作，专职陪儿子在北京学围棋，并利用晚上时间给他补习文化课。孩子也比较争气，2 年的时间就进入了某位棋王的道场，并有望列入门墙。但是最近 1 个月以来，孩子的棋艺明显下降，老师分析是因为心算能力变差了，加上孩子说自己感到头晕、恶心、颈部不舒服，所以就带到我这里来了。

一照 X 线片发现，孩子颈椎的曲度已经反张了，而且前纵韧带已经出现钙化，第三、四颈椎的骨质增生前缘已经出现明显的"鸟嘴"样变，椎间盘明显缩小。经过治疗，孩子头晕的问题已经解决，但颈椎的损伤将陪伴他一辈子。孩子已经承受不住白天学棋、晚上学习的重担。1年以后，家里经过商量放弃了他们的"棋王梦"，回了老家。其实这是非常典型的现代版"方仲永"的故事，临床上每次见到这样的孩子，我的内心都会有些说不出的感觉。

颈椎有了问题为什么会这么严重，甚至能改变一个人的命运呢？这就要先了解一下我们的颈椎。

① 来自颈椎的自述

我们颈椎由 7 个椎骨组成，每个椎骨前面坚硬的部分称为椎体，椎体后方有一个椎孔，椎体像搭积木一样一块块叠加在一起，从而使椎孔连起来形成一条安全的通道——椎管，用来容纳和保护脊髓。椎管两侧的椎间孔内行走的是控制上肢感觉和运动的臂丛神经。此外，椎体两侧的横突孔就像缝衣针的针眼，而椎动脉就是那穿过针眼的"线"。

为防止我们椎体间产生"内讧"，椎间盘"挺身而出"，夹在相邻椎体之间，就像"汉堡包"一样。再加上关节、韧带和肌肉这些伙伴的密切配合，我们就能更加出色地为你服务。

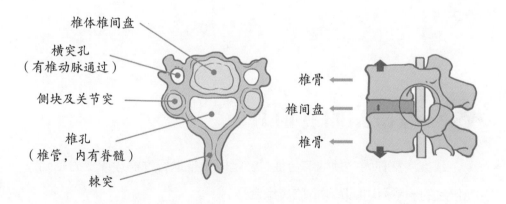

椎体椎间盘
横突孔（有椎动脉通过）
侧块及关节突
椎孔（椎管，内有脊髓）
棘突

椎骨 ←
椎间盘 ←
椎骨 ←

作为整个脊柱最顶端的同志，我们颈椎存在的价值可以与公司中总经理的首席秘书相媲美。我们虽位置优越，身材"纤弱"，但相当能干且责任重大。

我们是整个脊柱中身材最娇小，却最灵活、活动率最高的椎体。在生活中，不论你是坐卧行走，还是左顾右盼，或者俯仰屈伸都离不开我们。同时，我们是头部和肢体连接的通道，脊髓、臂丛神经、椎动脉均穿行其中。

脊髓像一条双行线的高速路，既要将大脑发出的指令输送到全身各处，又要向大脑传递肢体的神经运动和感觉信息；臂丛神经控制上肢的感觉和运动；椎动脉要正常运行才能保证脑部的血氧供应。你说，我们是不是当之无愧的"首席秘书"？

中医认为，头为诸阳之会。身体上属阳的经络，必须通过颈椎才能到达头部。颈椎后侧正中是督脉的循行部位，两侧从内向外依次是足太阳膀胱经、足少阳胆经和手少阳三焦经。如果经络运行受阻，我们工作的效率和积极性就会大大地降低，你的不适症状就会随之产生。

❷ 颈椎病的真面目

颈椎病又称为"颈椎综合征"，是以颈椎退行性病理改变为基础所产生的一系列功能障碍的临床综合征。

现在颈椎病越来越"嚣张"，不再"独宠"中老年人群，而对"单一姿势坚守者"越来越"偏爱"。"单一姿势坚守者"的队伍中没有年龄偏见、性别歧视，只要你能长期"坚守"头颈部的"单一姿势"，比如低头与手机"眉目传情，难以自拔"，与电脑"相谈甚欢"……长此以往，颈椎病定会不请自来。

正因如此，有些职业的工作人员会特别受到颈椎病的"青睐"，比如程序员、老司机、辛勤的园丁，还有麻将爱好者……此外，头颈部有外伤及颈椎结构发育不良的人群亦是颈椎病"钟爱"的对象。

颈椎病来袭时，初期隐藏较深，难觅其踪，往往症状较轻，甚至没有任何症状。随着颈椎病对你的"好感"增加，其表现也逐渐强烈，此时会出现各种不适症状，主要包括：①颈部酸痛、僵硬，可伴有手指发麻；②头痛、头晕；③耳鸣；④恶心呕吐；⑤胸闷气短；⑥双目胀痛；⑦四肢无力。

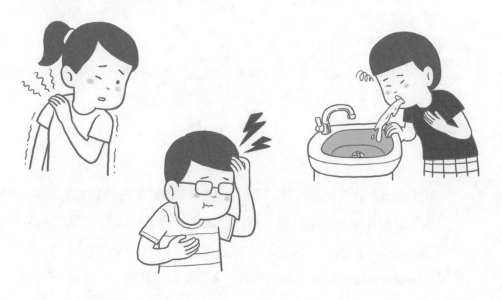

③ 颈椎病自我检测

如果你刚好是颈椎病"钟爱"的"他（她）"，要判断自己到底有没有患颈椎病，先做个简单的自我检测吧。

1. 自觉颈部或后背特别怕冷，天气变凉或吹空调后，颈部容易出现紧张僵硬感。

2. 颈肩部疼痛时，手臂或手指也出现疼痛或麻木症状。

3. 闭上眼睛，左右缓慢旋转头部，有颈椎部疼痛、头晕或偏头痛的症状。

4. 颈肩部经常性疼痛，上肢或下肢乏力，手握拳，然后完全伸展开，10秒钟做不到20次。

5. 长时间低头时，会出现头晕、恶心、视物旋转等症状。

6. 对枕头和睡眠环境要求非常高，稍不注意就特别容易落枕。

如果你偶尔出现以上症状，那就要小心了，颈椎病正悄悄地靠近你。

如果你经常出现以上症状，或者出现上述症状中的两三项，你很可能已经是颈椎病患者了，此时需要到正规医院进行检查治疗。除了颈部体格检查，还要拍摄颈椎X线片，必要时做计算机体层摄影（CT）或磁共振成像（MRI）检查以确诊。

④ 日常护颈四式

颈椎每天都要配合我们完成各种体力和脑力活动。就像汽车的性能保持全靠日常保养一样，为了更好地保护颈椎，大家要时刻注意，经常做一做日常护颈四式，远离颈椎病。

❶ 扩胸转肩

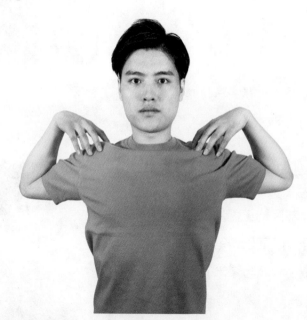

手臂向上弯曲成弧形，手指接触双肩。以肩关节为轴，分别沿顺时针和逆时针方向转动 10 ~ 15 遍。

 转肩时，上下左右尽量做到极限处。

❷ 以拳比心

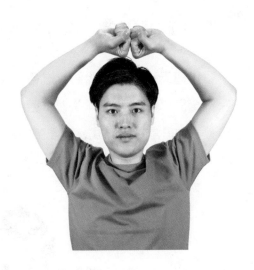

上身保持正直，肘关节弯曲，双手握拳与肩同高，缓慢上举，直到两拳在头顶相碰。保持 3 秒钟，反复操作 5 遍。

 整个过程要保持双肩打开，尽量外展。

❸ 化颈为笔

头颈部保持正直，以颈椎为笔杆，以下巴作笔尖，在胸前做小幅度写"米"字运动 10 遍。

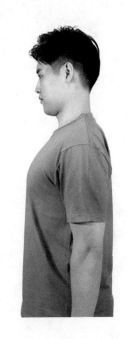

注意 要以颈部的伸缩转动来完成书写，整个过程不能含胸低头。

❹ 抱头转颈

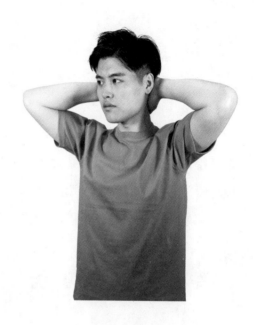

双手手指交叉抱于头后，头与手保持静力对抗，在头颈部向左缓慢转动时，对抗中心转为左手，向右缓慢转动时，对抗中心转为右手，反复转动5 ~ 10遍。

 转动与对抗同步，头与手用力相同，不可猛然用力。

 付医生『小贴士』

　　颈椎病的预防要从日常细节做起：比如工作间隙可以活动一下颈椎，让颈部肌肉得到放松；休息时，多参加一些运动，如打球、游泳等；使用电脑时，利用支架将屏幕垫高，或将椅子降低，使眼部与屏幕保持平视。

当心落枕，
睡出好颈椎

32 岁的李女士是一家韩国企业的办公室人员。一进入夏季，公司开了空调，冷风吹得她后背发凉。别的同事又怕热，她也不好意思关掉空调，可是穿厚衣服又觉得很闷。这一个夏天她已经接连落枕了 4 次，每次都是早晨起床脖子僵硬不能动，在家热敷一下，赶紧请假来我们医院门诊治疗，颈椎才慢慢好转。

为什么会落枕？落枕后又该怎么办呢？

1 有一种痛叫"落枕"

"早上起床，脖子发僵，想要活动，疼痛难当。"这个形容是不是很符合你睡觉落枕之后的症状？

落枕，从字面上理解就是两种情况：一种是"从枕头上落下来了"，包括睡觉没枕枕头、脖子睡歪了等情况造成的颈部肌肉拉伤，脖子自然活动受限。另一种是因为长期枕头不合适而落下的毛病，因为枕头过高、过低、过硬或睡卧姿势不良，头颈部处于过伸或过屈状态，以及睡眠时颈部受风寒，共同造成颈部肌肉痉挛疲劳。

像李女士这样的"落枕专业户"每到夏天都倍受折磨。"落枕"就像"野火烧不尽"的春草一样，是"冷风吹又生"。

这种情况的落枕，其实属于颈椎病的急性发作。紧张了一天的颈部肌肉在冷风的"照顾"下挛缩加重，无法得到充分的放松休息，加之枕头不适或者睡姿不当，故晨起项背部酸痛加剧，颈部活动受限。

颈部一侧肌肉紧张，时间一长即可发生静力性损伤，引发颈椎小关节错位而形成落枕。颈部两侧的肌肉就像帆船两侧的帆一样，颈椎像桅杆，两侧船帆力量不平衡时，自然会导致桅杆摇摆。

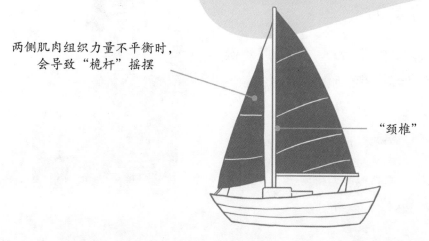

两侧肌肉组织力量不平衡时，
会导致"桅杆"摇摆

"颈椎"

落枕好发于青壮年，在秋冬、冬春季节交替时多发，尤其北方供暖气之前和刚停暖气以后，是落枕的高发期。落枕一般4～5天可自愈，但经常落枕或持续一周以上未自愈，就可能是颈椎病的预警信号。

② 三招治落枕

落枕的痛苦只有得过的人才知道，治落枕大家都希望如民间传闻，医生小施妙手，一提一扳"咔嗒"一声，马上恢复如初。现实中这种令我们医生"长脸"的单纯的小关节嵌顿情况的确有，但比例很小。面对落枕，医生也只能帮你缓解症状，缩短病程，而能不能康复，还要看头两天的养护情况。面对这个让人恨意无限的疾病，我们要先学会自救。

❶ 轻拿颈肩

拇指与四指合力，从上到下一松一放轻轻拿捏颈部肌肉约 2 分钟。

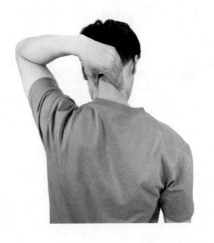

 先拿痛点周围，最后拿痛点，动作要轻柔舒缓。

❷ 拿捏肩井

拇指与四指合力拿捏肩井部，逐渐加力到有酸胀感后保持不动，再左右缓慢转动颈椎 5 ~ 10 遍。

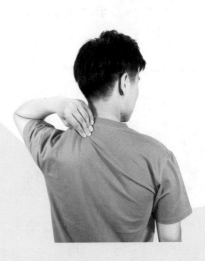

 先拿捏健侧，再拿捏患侧；在转动颈部时要逐渐扩大活动范围。

❸ 按手三里

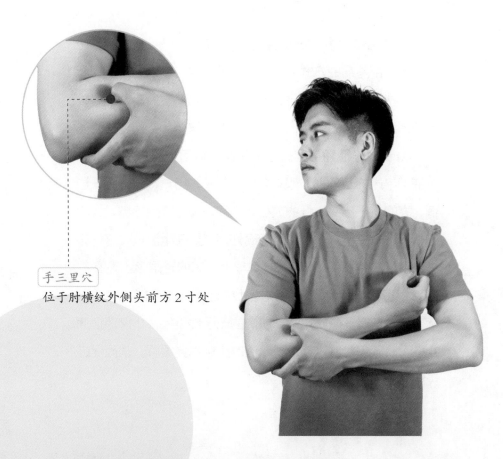

手三里穴
位于肘横纹外侧头前方 2 寸处

用拇指指尖按压手三里穴，直至局部酸胀难忍，保持力量不变；然后做低头仰头、左右转头的动作各 15 遍。

 找手三里穴不求准确，找到肘横纹前面三指左右按压时最疼的地方即可，按压时一定要按到酸痛难忍。活动颈椎时，要逐渐扩大活动范围。

虽然落枕大多和睡觉姿势不良有关系，但落枕后最好的缓解颈部疼痛的方式还是躺下，因为这时颈椎处于放松状态。落枕最疼的时候不是转不了头，而是躺下后不能翻身，起床困难，这是由于负伤的颈部肌肉无法托起头部造成的。

为了更好地翻身起床，大家睡觉时可以把被子叠成一个铺满半床的三角形，倾斜角度30°～45°，一边高一边低，高的置于床头，低的放在床中间。最好选用棉被，太软的被子没有支撑力。枕头放在高处，人处在半卧位，这样起来躺下就方便多了，也不会让你早上起床的时候感到恐惧。

很多落枕的患者不喜欢吃止痛药，觉得只能止痛，治标不治本。其实落枕是颈部肌肉的无菌性炎症，止痛药把痛止住了，不仅会减少痛苦，肌肉的痉挛也会缓解，从而促进炎症的吸收，缩短病程。

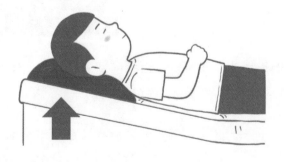

睡好觉，
和颈椎病说再见

睡觉是最好的休息，一个好的睡觉习惯能让你第二天精神饱满，精力充沛。人的一生中有三分之一的时间都是在睡觉中度过，如果没睡好觉，自然会影响你剩下三分之二时间的生活质量。

然而，睡觉并不是一件简单的事情。我们在临床中观察到，有相当一部分颈椎病患者睡觉方式存在问题，并且其颈椎病的发生很大程度上与"不会睡觉"有关。

那正确的睡觉习惯究竟是怎样的呢？

1 大有学问的睡姿

据医学调查，我们平时睡觉的姿势大体分为三种：仰卧位、侧卧位和俯卧位。常用仰卧位睡觉的人约有60%，侧卧位睡觉的人约有35%，俯卧位睡觉的人约有5%。

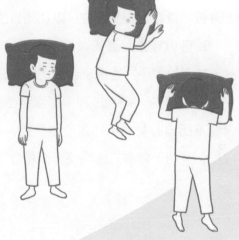

都说"真理往往掌握在少数人手中"，那我们先分析一下俯卧位睡觉对颈椎的影响。

俯卧位是指趴着睡。一般趴着睡觉时，为了正常呼吸不堵住鼻孔，必须将头部向一侧极度扭转，极易引起颈部肌肉、韧带及关节的劳损和退行性改变，导致颈部疾病的发生，并且趴着睡还会压迫心肺，影响呼吸，加重心脏负担。

在办公桌上趴着打盹也会对颈椎造成伤害。趴着打盹原本是为了休息，但起来后可能会感觉头昏、眼花、浑身无力，这是由于颈部长时间过度倾斜，颈部肌肉及韧带过度牵拉，大脑的血液供给减少，造成大脑缺血缺氧。趴着打盹还会压迫眼球，对视力也会有很大影响。

如果你有趴着睡的习惯，应该及时纠正过来。

中国古代讲究"卧如弓"，说的就是侧卧位。侧卧时由于肩与头的落差，颈椎处于相对倾斜的位置，受到的牵拉较小。孙思邈在《千金要方·道林养性》中也说"屈膝侧卧，益人气力，胜正偃卧"。

侧卧应该向左侧还是向右侧？由于左侧卧位容易压迫心脏，故右侧卧位比较好。右侧卧位可以让周身放松，气血顺畅，脏腑通达。

仰卧位应该是最简单的，也是最容易让人放松的姿势，并且对于颈椎的牵拉较小，也属于合适的睡姿。

总的来说，睡眠过程中能保持颈椎中立位的姿势就是好的睡姿。只要不压迫心脏，不加重心脏负担，不引起脊柱变形，能使全身肌肉放松，有利于休息的睡眠姿势都是合理的。

2 选枕头，跟找对象一样难？

好睡姿当然需要好枕头的配合，才能达到好的睡眠效果。由于睡觉时人体大部分的肌肉会放松，枕头作为每天使用超过 6 小时以上的颈椎承托物，其塑形作用对颈椎状态有很大影响。因此，枕头其实不是用来"枕头"的，而是"枕颈"的。

有人说，选枕头跟找对象一样难。对于颈椎好的人来说，他们会觉得太夸张。但对于颈椎不适的人来说，选枕头真的不比找对象容易，从外观到内在都要精挑细选才能找到让自己睡觉最舒服的那只枕头。

论"形象"

枕头也有"高矮胖瘦"，有的人睡觉喜欢用高枕头，有的人喜欢用低枕头，而有的人干脆不用枕头……虽然萝卜青菜各有所爱，但究竟哪种才是最合适的呢？

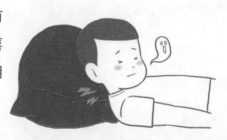

俗话说"高枕无忧"，但其实枕头是不宜过高的。颈椎正常的生理曲度是前凸状，如果仰卧位时枕头过高，头颈过度前屈，会使颈椎原本的生理曲度消失，甚至向后反弓；同时椎管被拉长，内容量变小，椎管内脊髓和神经根相对变短，容易引发或加重颈椎病。

如果枕头过低，颈部的生理曲度亦会被破坏，产生关节变形和肌肉牵扯，晨起醒来会有颈肩部酸胀、疼痛等不适症状。

还有些人得了颈椎病，就不睡枕头了。但无枕而眠会使头部向后仰起，同样会损伤颈椎的正常生理曲度。无枕时，上颈部因长时间被牵拉，肌肉紧张水肿，可能损伤局部筋膜，出现颈部酸痛、失眠、烦躁等症状。严重者会有头后部牵扯痛或针刺痛，甚至闪电样痛症状，一旦椎间盘突出，还容易压迫脊髓血管出现下肢无力，造成危险。

因此，枕头的高度要根据个人情况合理选择：如果采取仰卧位睡姿，枕头的高度一般是自己的一拳高；如果采取侧卧位睡姿，枕头的高度应与单侧肩宽同。并且睡觉时，枕头应紧挨肩部，和颈部、头部充分接触。

正常情况下，枕头的长度最好比双肩宽一些。不要睡太小的枕头，因为人在 8 小时睡眠中，通常会翻身 20～42 次，翻身时，太小的枕头无法支撑颈部，会影响睡眠质量。

论"气质"

找对象时我们要看对方的气质，往往通过交谈，了解对方大脑里有没有"货"，选枕头时也一样。

目前，市面上枕头的填充物多种多样，有棉花、羽绒、丝绵、决明子、蚕纱、荞麦皮及各类化学纤维制品等，怎么选呢？

首先，枕头硬度宜"中庸"，不宜太硬也不宜太软。太硬容易造成颈部软组织劳损，太软则易使颈椎变形。枕头的填充物应该以透气性好的棉花、丝绵、羽绒、荞麦为宜。同时，枕头需要经常调整，当发现高度下降、硬度变软时，要适当补充填充物或者更换枕头，一般枕头的更换周期为 3 ~ 4 年。

市面上还有许多专门为颈椎病患者设计的圆筒枕头和中间低四面高的凹形枕，其实这些枕头对颈椎有害无益。

小小的圆筒枕卡在脖子下面，从颈椎的生理曲度上看似乎是在填充颈椎凹陷处，起到牵引和短暂的颈部放松作用，但其实这是一个认识上的误区。正规的颈椎牵引治疗是有时间限制的，长久牵引反而对颈椎有害。

另外，我们睡觉时经常翻身，侧卧时圆筒枕会对一侧的颈部血管产生压迫。如果放在头部，悬空的颈部也不能有效放松。

中间低四面高的凹形枕，与圆筒枕类似，没有任何科学依据证明其对颈椎健康有益。

人在整夜的睡眠过程中，不可能固定一个姿势，长时间保持一个姿势，身体自己也会感觉不舒服，它会自动调整。因此，选择一张合适的床，一个合适的枕头，非常重要。

古人云："坐如钟，站如松，行如风，卧如弓。"这句话精辟地指出了一个人最正确的睡姿，这种状态下颈部的压力是最小的，只可惜很少有人能做到。但睡前还是应该提醒自己保持良好的睡姿，当你潜意识里想这件事的时候，你就会不由自主地养成这种习惯。

脖子扭到"咔咔"响，就是活动到位了吗？

29 岁的小夏是一名会计，每到年底是她工作最忙的时候，经常没日没夜地加班。这次她连续加班近 2 周，之后就出现肩背酸痛，还偶尔伴有头痛的症状。为了能让脖子舒服些，她便自己扭一扭活动一下，可脖子一扭就发出"咔咔"的声音，感觉像断了一样，她被这个声音吓坏了。

生活中，像小夏这种情况的人还挺多，这种"咔咔"声到底是怎么回事呢？

❶ 你的脖子为什么会响？

很多动作片里都有这样的场景：两位高手过招，反派角色经常在临战之前用双手左右扭动脖子，"咔咔"几声之后，就开始疯狂进攻，似乎这样扭脖子能有什么神力。

我们保持一个姿势时间久了，脖子感觉僵硬时，有些人也会这样"咔咔"扭动脖子，感觉特别舒坦，还有人觉得这个动作和声音特别酷。

其实，这种现象被称为"关节弹响"。

首先要说明的是，这个动作我们是不提倡的！

每节颈椎依靠椎间盘、韧带等结缔组织相连接，并有周围各组肌肉相互平衡，处于一个稳定的状态。因此，正常活动时颈椎是不会出现"弹响"的。

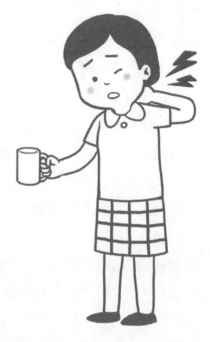

但由于多种因素，颈椎会出现椎体和小关节对合不良、韧带松弛、关节囊劳损等问题，加上肌肉力量不平衡、椎间盘变性等，导致颈椎小关节的脱位或半脱位情况。如果这时活动颈部，关节囊内的空气受到快速挤压，就会发出爆裂声，关节会因快速移动错位而产生"咔咔"声。由于此时关节囊形成负压状态，因此响声比较脆。

此外，还存在另一种不同的"弹响"。它是由于颈椎出现如骨质增生等退行性改变，在活动颈部时，骨刺与周围钙化或紧张的韧带、肌肉等软组织产生摩擦而发出的声音，这种声音较上文提到的"弹响"更低沉，且可反复出现。

经常转动颈椎或甩动颈椎，使颈椎发生"弹响"，虽使关节囊压力暂时减轻，但也使肌肉韧带快速拉长而产生松解。有些人图一时之快，经常这样做，后果就是加速关节囊的老化和骨质增生的形成。

2 脖子"弹响"就是颈椎病吗?

脖子有"弹响"不等于颈椎病。

许多人虽然有颈部"弹响"现象,却无颈肩部及四肢不适的感觉和运动障碍。同时,许多有颈椎病的症状、影像学上有典型的颈椎退行性改变的患者却无颈椎"弹响"现象。因此,颈椎病不一定引起"弹响",而颈椎出现"弹响"的人也不一定患有颈椎病,"弹响"现象与颈椎病的发病没有必然的联系。

颈部"弹响"虽与颈椎病无必然联系,但颈部"弹响"的出现却是颈椎不稳定的表现之一。因此,如果颈部出现频繁的"弹响"现象,应及时到医院检查,找出造成"弹响"的原因,以便对症治疗。同时,存在颈部"弹响"的人应该减少颈部剧烈活动,适当增加颈部肌肉的锻炼,以防颈椎的退行性改变。

3 强颈三式,防"弹响"

如果颈椎已经出现"弹响",至少说明关节囊已经开始松弛,颈部肌肉不柔和了,那怎么加固颈椎呢?试试我们的强颈减压三式吧!

❶ 抱头按颈

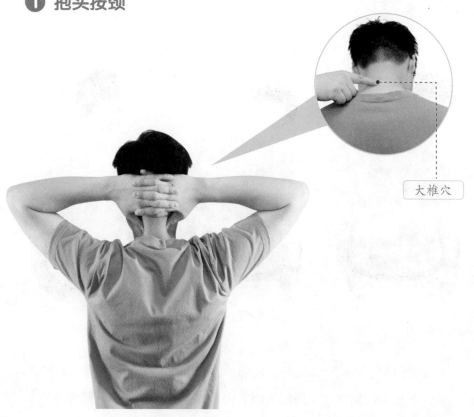

大椎穴

双手四指交叉抱住后枕部，拇指向下，指腹按住颈椎两侧竖脊肌不动，头部缓慢后仰，拇指下有酸胀感后回到原位，反复操作 3 遍。

拇指下移 1 厘米左右，重复上述动作，直到大椎穴两旁结束。

 抱头只做支撑不做对抗，仰头和移动速度不能太快。

❷ 拉肩转颈

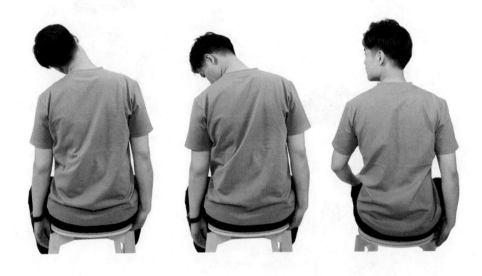

　　正坐扶椅，头向一侧倾斜，颈部侧面肌肉有酸胀感后，停 1 秒钟，然后逐渐加大倾斜角度，局部有明显牵拉感后，停 3 秒钟，慢慢还原，每侧重复做 3 ~ 5 遍。

　　保持正坐扶椅，头向一侧转 45°，缓慢低头，试着用下巴触及胸部，到极限处后，微微放松，坚持 3 ~ 5 秒钟，回到原位，每侧重复 3 ~ 5 遍。

 侧牵、前屈动作要缓慢，拉伸力量要缓慢增加，以免出现牵拉伤。

❸ 与项争力

双手十指相扣，抱住颈部，在保持颈部正直的状态下，颈部向后用力，双手对抗 3 秒钟。

在保持对抗的同时，头缓慢向左转，右肘随之左转，随后转向右侧，反复操作 5 ~ 10 遍。

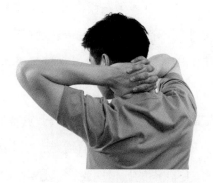

 转头的同时双手要保持对抗状态。

 付医生『小贴士』

颈椎出现关节"弹响"，是关节囊松弛、颈椎劳损的标志。这是颈椎关节与肌肉韧带之间的不和谐声音，提示你需要锻炼的警报。其实不仅是颈椎，我们身体任何关节出现"弹响"都是如此。

手麻，
都是颈部筋结惹的祸

48岁的张先生是一名银行主管，平时工作比较忙，闲暇时喜欢在家学习雕刻印章，结果学了没多久右手就出现了阵发性的麻木，像触电一样。因为是一过性的不适，自己歇一歇就好了，所以张先生也没在意。又过了一个月，这种症状出现得越来越频繁，甚至右手出现了持续性的麻木疼痛，于是张先生来到了我的门诊就诊。

当时听完张先生的描述，我先检查了他的颈椎和肩部，果然，张先生的颈部与正常人的不同，有两个小硬结。我按上去之后，张先生连忙说："哎哟，酸疼酸疼的！付医生，这是手麻的开关呀？"

其实，像张先生这样手臂麻木的情况我们在临床上是经常见到的，通常是颈椎退化以后压迫神经根造成的。

① 手麻与颈椎的"孽缘"

生活中我们常遇到这样的情况：枕着自己的胳膊小睡一会儿，一觉醒来发现手臂麻木不听使唤，过一会儿才能恢复知觉；或者上超市购物时，胳膊上挎个篮子，时间长了也会手麻，拍拍打打好一会儿才能恢复。

　　手麻是中老年人特别常见的一个问题，造成手麻的原因最常见的有两种，一种是上肢神经卡压，一种就是颈椎病。然而，越来越多的年轻朋友也开始面临着手麻的困扰，临床发现他们的手麻多数还是因为颈椎病引起的。下面我们就来看看手麻与颈椎的"孽缘"。

　　中医认为气虚则麻，血虚则木，局部的压迫会造成气血不通，当手臂处于缺血状态，表现出来的就是麻木感。如果是偶尔手麻，说明病情较轻；如果是长期手麻，一天之中很少有缓解，说明受压明显，病情较重。

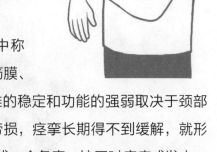

　　筋、脉、肉、皮、骨在中医学中称为五体。筋泛指关节运动组织，包括筋膜、肌腱、肌肉、韧带和关节囊等。颈椎的稳定和功能的强弱取决于颈部韧带的稳固和肌肉的强弱。当颈肌劳损，痉挛长期得不到缓解，就形成"筋结"，触摸时局部是一个硬块或一个条索，按压时疼痛或发木。

　　从西医来讲，手麻是神经受压导致的。当神经从脊髓出发后，遇到的第一个狭窄"山谷"——椎间孔。当患有颈椎病时，我们的颈部关节囊松弛，椎间盘变性缩水，骨质增生填充了关节间隙，"出口"椎间孔就会变得更加狭窄，神经根就会受压，手麻症状就会进一步加重，进而演变为发木，甚至出现局部肌肉萎缩。

2 一招判断手麻的"罪魁祸首"

在臂丛神经的走行过程中，有很多地方都有可能出现卡压，比如尺神经容易在肘关节或腕关节等"下游"部位受压。下面教大家一个简单的方法，判断你的手麻是不是因为颈椎引起。

正坐位，手托后枕部，头部缓慢后仰，感觉麻木和疼痛会不会加重。如果没有加重，向手麻一侧侧头，看症状有没有加重，如果加重或者复现之前的症状，说明手麻正是因为椎间孔狭窄导致。

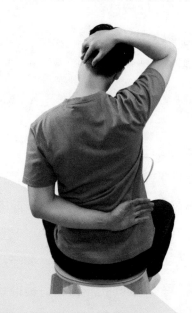

这个动作会造成椎间孔挤压。当头部后仰时，双侧椎间孔的面积会变小；当颈椎侧屈时，椎间孔的面积会进一步变小，加重刺激神经，由此判断神经根的卡压是否来自颈椎。

③ 牵颈三式，赶走手麻

手麻属于颈椎病中的神经根型颈椎病，对于间歇性手麻的治疗相对容易，一旦手臂出现持续发木，治疗就非常困难了。因此，出现过手麻的朋友，一定别忘了经常做一做我们的牵颈松筋三式。

❶ 牵颈转头

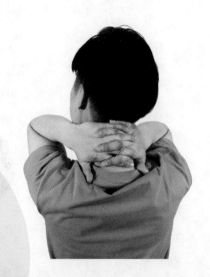

正坐，双手十指相扣，抱于颈后，小鱼际托住后枕部，大鱼际卡在颈根部，头部后仰 15° 左右，使颈部有牵拉感，此时左右缓慢转动头部 15° 左右，坚持 10 秒钟，放松 3 秒钟，重复操作 3 遍。

注意 头部后仰角度不能过大，转头要在牵引下完成。

❷ 按颈转头

正坐，一手食指、中指、无名指三指指腹按住同侧耳后乳突，头转向对侧并微向上看，每转一次，手指沿颈部侧面中间向下移动 0.5 厘米，一直移动到锁骨上方，左右重复操作 2 遍。

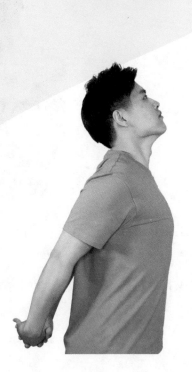

 按压时感觉酸胀即可。

❸ 后伸挺胸

正坐，双手向后十指相扣，双臂伸直，手臂逐渐往上抬，同时挺胸到极限处，保持 10 秒钟，重复操作 3 ~ 5 遍。

 抬臂和挺胸要同步完成，动作要缓慢连贯。

付医生『小贴士』

有很多患者问我，手麻时间长了会不会导致中风？

首先，由筋结导致的手麻不会引起中风。至于中风手麻，最大的特点是整个手都麻木，同时伴有无力，严重者甚至连笔都拿不起来。其次，中风不会单独出现这一种症状，常伴有头痛、眩晕、头重脚轻、舌头发胀、面瘫等症状同时出现。平时有高血压、高血脂、糖尿病、脑动脉硬化等疾病的患者，如果出现手麻现象，一定要警惕中风的发生。

临床中比较常出现手麻症状的疾病还有腕管综合征、肘管综合征等，其特点是整个手麻，手麻和颈椎没有明显关系。

大家如果出现手麻症状，还是要咨询医生进行专业地诊断和鉴别，上文中我们提供的仅是颈性手麻的康复和日常养护方法。

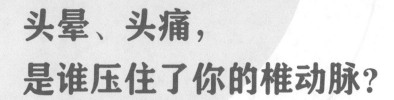

头晕、头痛，
是谁压住了你的椎动脉？

　　小康是一名大学生，正在准备研究生考试，在考试前两周时开始出现偶尔头晕、头痛的症状。有一次，她在去图书馆的路上，一个同学跟她开玩笑想吓唬她一下，突然从后面拍了她一下，她一回头，差点儿摔倒在地上。事后，她总感觉不太对劲，怀疑伤到了颈椎，就来我们门诊看病。

　　她叙述完病情后，我先给她做了检查，检查后发现她的颈椎问题不大，但是在她后头部两条大筋旁有了结节，后来经过连续5次治疗，她的各种症状就基本消失了。

　　头晕、头痛和颈椎有什么关系呢？我们又该如何用"小动作"赶走头晕、头痛呢？

❶ 头晕、头痛，都是颈椎惹的祸

　　"付医生，我最近总是头晕、头痛，睡不好的时候晕得更厉害""我一头晕就恶心想吐""我头也疼，脖子也疼，有时还头晕"……这些都是我在门诊中听到患者对头晕症状的形容，有的患者担心是脑部出了问题，就去神经内科把各种检查都做了，得到一个"大脑没什么问题"的结果，但头晕症状还是没有改善，到最后才想到可能是颈椎引起的。

的确，颈椎不适也会引起头晕、头痛，而这种由于颈源性因素引起的，以头晕、头痛为主要表现的疾病就被称为"颈性头晕""颈性头痛"。我们常说的椎动脉型颈椎病，其典型症状就是头晕、头痛。

2 颈性头晕

在颈部，供应大脑的血管中有两根椎动脉路途崎岖，它们从两侧锁骨下动脉发出后，先要经过第二颈椎至第六颈椎横突孔 5 条骨性隧道，然后还要走椎体间山谷和颈椎钩椎关节这样的山坡，最后才能进入脑部。因此，颈椎各方面的病变都会导致椎动脉的血液流速变慢，造成大脑基底动脉供血不足，出现头晕。这就是椎动脉型颈椎病的发病机制。

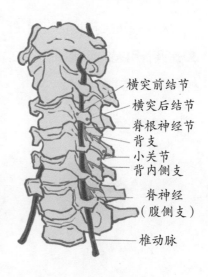

横突前结节
横突后结节
脊根神经节
背支
小关节
背内侧支

脊神经
（腹侧支）

椎动脉

临床上有 130 多种疾病可以引起头晕，颈椎病引起的约占 15%，在临床上并不好辨别。颈性头晕主要有两个特点。

1. 颈性头晕和颈肩部不适相伴随。当出现头晕时，会出现颈肩部疼痛、肌肉僵硬，伴有头痛且多为后枕痛或偏头痛，可为隐痛、跳痛或放散痛。

2. 眩晕与体位有关。当头部过度后仰或转动至某一方位时发生头晕，停止后仰或扭转时，症状消失或明显减轻。头晕时，男女症状无明显差别，血压基本正常。

3 教你时来"晕"转

破坏颈椎周围组织会引起椎动脉运行不畅，从而出现颈性头晕。所有颈椎引起的问题都是预防重于治疗，练练松筋通脉三式让你"坏晕"不再，好运才能常来。

❶ 推捋颈肌

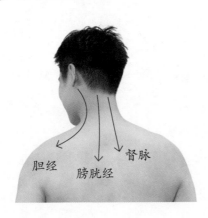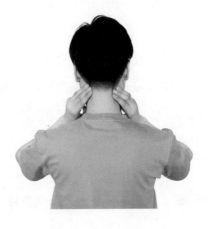

四指并拢，用食指、中指、无名指三指的指腹分别沿着颈椎中线、旁线和侧线，从上往下推抒颈部。

 操作时要保持一定的压力，用指腹操作，避免指甲划伤皮肤。

❷ 推按后枕部

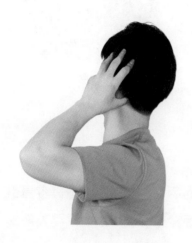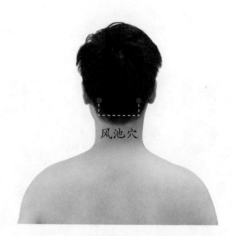

风池穴

拇指指腹按住风池穴，其余四指扶住头部，拇指向对侧眼睛方向缓慢用力推按，头部保持轻微抵抗，并顺势缓慢低头 15° 左右，保持 3 秒钟。

然后，拇指向外移动半指距高，继续推按，一直推到耳后高骨，左右交替，反复操作 3 遍。

 推按的力量要大于对抗的力量，推按时缓慢加力，头部的移动幅度要小，速度要慢。

❸ 抱颈仰头

双手十指相扣，抱住颈部，小鱼际卡在后枕骨上，大鱼际卡在颈根部，头部缓慢后仰，与小鱼际、大鱼际形成牵引力，保持3秒钟，重复5遍。

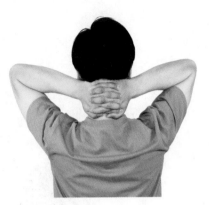

 仰头动作要慢，幅度要小，仰头至极限处时要有颈部缓慢拉开的感觉。

❹ 颈性头痛

现在我们经常是上班看电脑，下班看手机，长期姿势不良容易引起颈椎病变，由此引发头部某一侧的神经分布区域疼痛，常常表现为偏头痛，放射至头部两侧，甚至眼睑上方。

当我们沿着头痛的放射区域进行寻找，就能找到压在枕大神经、枕小神经上的"三座大山"：一是后枕部筋结，包括风池穴和乳突附近筋结；二是脑空穴附近筋结；三是角孙穴附近筋结。这些筋结各有特点。

风池穴外上方的筋结是硬结或条索，按上去疼痛会加重，在耳朵后方还有增厚的扁条状硬结。

在脑空穴附近的凹陷处用指尖能抠到米粒样筋结，伴有放射样疼痛。

角孙穴附近筋结在耳朵上方，多为扁片状硬结。

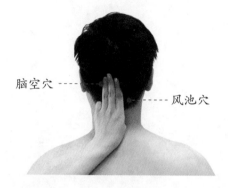
脑空穴 ------
------ 风池穴

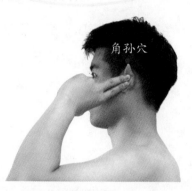
角孙穴

5 松筋三式，赶走颈性头痛

我们沿着颈性头痛的放射区域已经找到了筋结存在的位置，要搬走这"三座大山"，可以用松筋解结三式。

❶ 侧点后枕筋结

找到风池穴到耳后乳突一线上的痛点、结节或条索，用拇指指尖按住这些病理反应点，头部后仰 15°，使局部出现酸胀疼痛感，坚持 5 秒钟，换其他反应点继续操作，反复操作 5 遍。

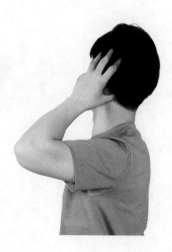

注意 仰头与点按用力方向相反，局部反应点单次按压时间不能过长，但可以反复操作。

❷ 指切脑空筋结

用拇指指甲掐压脑空穴筋结，
做上下方向的小幅度推动 5 遍。

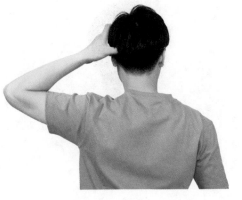

脑空穴筋结只有米粒大
小，推动时不要抠皮肤。

❸ 挤推角孙筋结

双手抱住头部侧面耳朵上方，用掌根压住角孙穴附近筋结，在挤压
的同时做小幅度的前后推挤 10 ~ 15 遍。

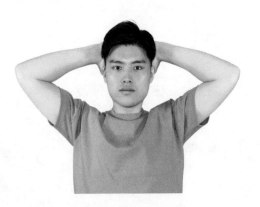

推挤时，推挤皮下组织前后移动，不能与头皮发生摩擦，
前后移动幅度不要太大，大约 1 厘米。

付医生『小贴士』

　　临床上和体位改变有关的眩晕，除了由颈椎引起的，比较常见的还有耳石症。耳石症引起的眩晕是让患者感觉到天旋地转，如果翻身、起床都感觉房子在转，就需要考虑去耳鼻喉科就诊。

　　颈性眩晕主要是在颈部活动时出现，特别容易在猛然转头或过度后屈颈部时出现，伴有恶心、呕吐、晕倒等症状，但不会有天旋地转的感觉。不管出现哪种眩晕，都应及时去医院就诊。

　　过度脑力劳动和长期精神紧张是颈性头痛患者的共同特征，也是颈性头痛发作的重要诱因。因此，放松身心，注意劳逸结合和经常调整心理状态对颈性头痛患者控制颈性头痛尤为重要。

小心，
颈椎病也会引起高血压！

　　小林是一名外企白领，今年 30 岁，体检的时候医生说他的血压为
140/80mmHg，稍微有点高，提醒他平时要多注意。小林纳闷，自己
怎么年纪轻轻就血压高了呢？体检一结束，小林就立马去高血压门诊
看病，医生建议他先监测血压观察一段时间，此后他便经常量血压。

　　后来他发现自己每次加班后头晕、颈肩酸痛时，血压就会偏高，
好好休息后，隔天早上再量血压就又正常了。他又去高血压门诊就诊，
医生说他的高血压可能与颈椎有关系，建议他来我们门诊看看。小林
在我们门诊治疗了两周，脖子轻松了，血压也恢复了正常。

❶　病在颈椎，高在血压

　　高血压是一种常见病，大家都不
陌生。在门诊中，经常有些"顽固性"
高血压患者在心血管科开了不少降血
压药，但血压怎么都降不下来。可是，
在对他们的颈椎进行治疗之后，血压
反倒降下来了。

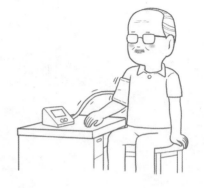

为什么治疗颈椎还能降血压呢?

这是因为患者的高血压是由颈椎病引起的,我们将其称为"颈性高血压"。

如今,颈性高血压的患病概率逐渐增大,却常不被重视,往往在患者经过多种治疗,服用降血压药无效后,有经验的医生才会想到可能是颈椎惹的祸。

颈性高血压常混在原发性高血压中,很容易被误诊。有数据显示,45 岁以上的患者高血压合并颈椎病变的发生率为82%,且大多数患者为伏案工作者。

什么样的高血压表现应该怀疑是颈椎病引起的呢?

1.颈性高血压和在中老年人群中高发的原发性高血压不同,颈性高血压好发于长期使用电脑和伏案工作的中青年人群。

2.血压的升降与颈椎疾病发作同步,形影不离。当患者颈椎病发作时,往往出现颈项疼痛、僵硬,头痛,头晕,手麻等症状,此时血压升高;头颈部症状缓解后,血压亦随之下降。这是颈性高血压的重要特点。

3.如果血压一直徘徊在临界值(140/90mmHg)左右,药物治疗效果不理想且有颈椎病症状,经过颈椎病的治疗,血压有所下降的患者,不妨查查颈椎,通过颈椎X线、CT或MRI检查,就能揪出"元凶"。

2 颈椎病，怎么变成"高血压"了？

要想弄清楚这个问题，先要知道血压为什么升高。

血液在血管内流动时，对血管壁产生的压力称为血压。日常生活中大家所说的血压是指动脉血压，与呼吸、体温、心率一样，属于人体的基本生命体征。血压是推动血液在血管内流动的动力。当心脏收缩时，血液快速进入血管，引起动脉扩张所产生的压力为收缩压，俗称高压；当心脏舒张时，血管弹性回缩，此时产生的压力为舒张压，俗称低压。

如果把人比喻成高楼，心脏就像一个水泵，楼层越高，水泵提供的压力就要越大。如果这时向脑部供血的血管被挤压，心脏这个泵为了把血打到"楼顶"，只能加压助力，血压也就随之升高；一旦挤压解除，压力也就随之下降。颈性高血压也是同样的道理。

前面我们讲过颈椎小关节损伤错位、骨质增生等均可压迫椎动脉，出现头晕、头痛等症状。如果短期内解除不了这个压迫，压迫就会传递给走在椎动脉外面的交感神经。

交感神经是调节血管收缩的，它会把这个加压信号传送到心脏。心脏为了及时给大脑供血供氧，就只能努力加压助力，但加压并不能解决颈椎椎体的病变问题，进而大脑血管调节中枢也给心脏发送加压信号，从而导致血压长期偏高。临床表现就是血压异常，出现头晕、乏力等症状。

③ 舒颈四式，赶走颈性高血压

一听高血压我们都会非常害怕，因为这是一种需要终身服药的疾病。颈性高血压属于继发性高血压，大部分都是可以治愈的。临床上越来越多的年轻人忽然出现高血压，有很大一部分都和颈椎有关，这类高血压患者如果直接开始服用降压药，效果并不理想。

如果年轻人发现自己血压高了，一定别忘了去医院看看是不是颈椎引起的。如果确诊有这个问题，那就练一练舒颈降压四式。

① 抓五经

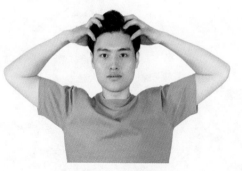

四指在前，拇指在后，以拇指做支撑，四指指腹从前往后，从中间向两边，梳抓头皮3分钟。

 注意 梳抓的力量作用在头皮，动作不要太快。

② 点风池

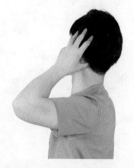

拇指指腹放在风池穴上，其余手指放在头部，向对侧眼睛方向点按，头部微微后仰与拇指做轻微对抗，每点5秒钟，休息1秒钟，左右两侧各操作1分钟。

 注意 点按时，向对侧眼睛方向用力。

③ 抹桥弓

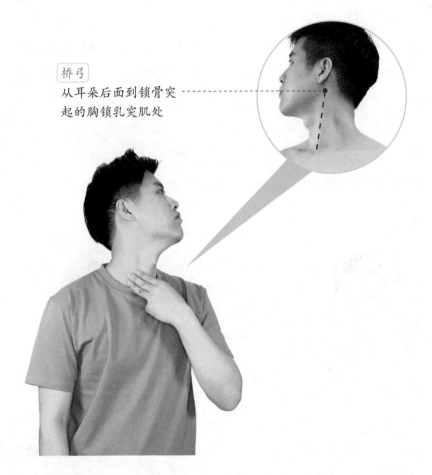

桥弓
从耳朵后面到锁骨突
起的胸锁乳突肌处

头偏向一侧，用食指、中指、无名指的指腹自上而下轻轻推抹桥弓，每侧 1 分钟左右。

注意 推抹时，速度要慢，力量要轻。

④ 牵大趾

用中指和食指夹住大脚趾的两侧，在牵拉的状态下做左右捻转 1 分钟。

 操作时，牵拉和旋转同时进行。

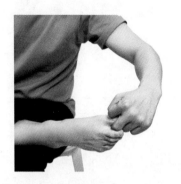

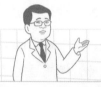

付医生『小贴士』

对于由颈椎病引起的血压升高，只有将颈椎病控制住了，血压才会恢复正常。颈椎病的危害不容忽视，在平时应该做好预防工作，长期伏案工作的人低头伏案工作不宜超过 2 小时，每隔一段时间就应该站起来做全身活动，促进血液循环。平时不要随意剧烈摇甩头部，以免加重颈椎的错位。睡觉时枕头的高度要调整好，选择合适的睡姿。

不正确的运动方法可能会增加椎间盘负重，极易造成椎动脉缺血，损伤周围组织，加重头昏、头晕状况，诱发短暂性晕厥。比如，在做"米"字操锻炼颈椎时，有的人动作太快太用力，写的简直就是行草的"米"字，患有颈性高血压者尤其要避免做这类用力摇动头部的动作。

冠心病？
别上颈源性心绞痛的当

陈先生今年 33 岁，是一名资深程序员，因为总觉得头晕、手麻、胸闷、胸痛、心慌，担心是心脏的问题，就去医院心内科就诊。心电图提示：ST 段轻度抬高，准备做进一步检查。

由于他是我门诊的老患者，就来咨询我。听他说完症状，我问他："您每次胸闷、胸痛会持续多久？"他告诉我说这两天痛得严重，感觉疼痛持续大半天，特别是一抱孩子就疼得更厉害。之后我又问他是不是颈椎病犯了？他说是。我告诉他，这不是心绞痛，如果是的话，他恐怕疼得走不到我门诊了。我给他治疗了一周，他的心脏不适症状消失了。

陈先生的"心脏病"到底是怎么回事呢？

① "伪装"的冠心病

如今，越来越多的年轻人要么是心乱跳，要么是心口疼，这其中很大一部分都是由颈椎病"伪装"出的冠心病症状。我们上面提到的陈先生就是典型的颈源性心绞痛。

人的颈椎两侧有交感神经、神经节，能连接到心脏的底部，对心脏血管的收缩和舒张起到支配作用。如果颈椎及椎旁软组织损伤，就会压迫、刺激神经根、血管或交感神经，引起一组类似于心绞痛的症状以及心电图改变的症候群。患者可表现为心前区疼痛、胸闷、期前收缩（早搏）等症状，易被误认为冠心病、心绞痛，临床上称之为"颈心综合征"。

当我们在生活中出现心前区憋闷疼痛的症状时，应当及时辨别，如果是颈源性心绞痛，不必太过紧张。

与颈椎相关的心绞痛通常表现为：

1. 左侧前胸区疼痛憋闷，舌下含服硝酸甘油无明显改变。

2. 常伴有颈肩部酸痛、头晕、手麻等颈椎病症状。

3. 头部处于某个特定的位置和姿势时可使症状加重，改变位置后则症状减轻。

4. 疼痛时间常超过 15 分钟。

2 都是"富贵包"惹的祸

生活中我们经常会看到有的人颈背部有一个"大包"，因为大多数是那些比较富态、体型较胖的人患有，所以老百姓通常叫它"富贵包"。

从解剖学的角度来讲，"富贵包"其实是第六颈椎到第三胸椎中的突起，是颈椎和胸椎交界处突出的一个形态问题。这个颈部大包中既有增生的软组织，也包括骨骼（椎体的棘突）的突出和脂肪化的肌肉组织。

生活中，人们长期低头以不良姿势玩手机，逐渐形成"手机脖"，颈部长期承受压力过大，正常的生理曲度消失，甚至"反弓"。有一组可怕的数据能让你充分认识到事情的严重性：每个人头部重约5千克，当我们看手机时，颈椎通常前倾60°左右，根据杠杆原理，此时颈部肌肉承受的重量达25千克，这个重量差不多是一个7岁儿童的正常体重。

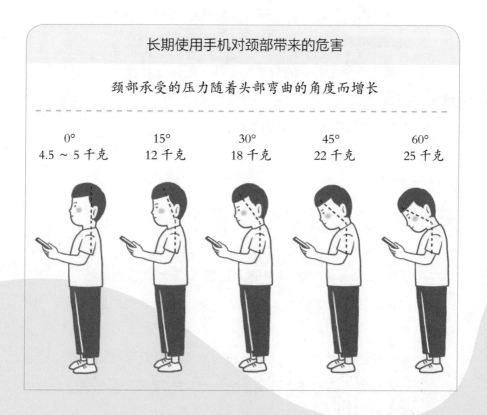

长期使用手机对颈部带来的危害

颈部承受的压力随着头部弯曲的角度而增长

0° 4.5 ~ 5 千克	15° 12 千克	30° 18 千克	45° 22 千克	60° 25 千克

除了玩手机，看电脑，枕在沙发扶手上、趴在桌子上休息等都容易引起颈椎下段和胸椎上段的生理曲度改变，造成"富贵包"现象。

"富贵包"基本上以大椎穴为中心，大椎穴是躯干、上肢与头部的十字路口，有着承上启下的作用。大椎穴不通，会堵塞督脉、膀胱经、大肠经、小肠经、三焦经、胆经、胃经7条经络，造成头部、肩部、心肺部的气血不通，成为一个随时会被引爆的"炸弹"。

如何判断自己是否有"富贵包"？

判断自己是否有"富贵包"的方法很简单。

山式靠墙站立，双脚打开与髋同宽，整个身体（背、肩胛骨、双腿、臀）贴靠墙，然后看头部能不能贴到墙。

如果头部贴不到墙且颈部有明显凸起，说明有"富贵包"。如果没有明显的凸起，但头部贴不到墙也表明姿势异常，建议就医处理。

3 治心四式，缓解"心型"颈椎病

当你确定自己的"心病"是由颈椎病引起时，也不必恐慌，调颈治心四式能调理颈椎，为你解除心忧。

❶ 拿揉颈肩

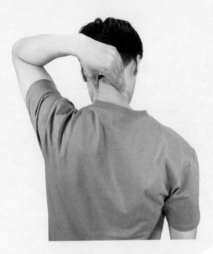

用拇指与其余四指从上到下拿揉颈部两侧和肩井部的肌肉约 3 分钟。

 拿揉动作要一松一紧，不急不缓。

❷ 按动颈根

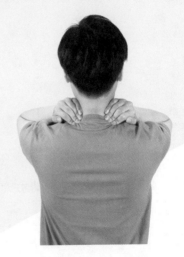

用双手食指、中指、无名指用力按住颈根部不动，局部有酸胀感之后，左右缓慢转头10 遍。

 左右转头幅度不要太大，向一侧转头时，同侧的按压力度要适当增加。

❸ 靠墙收背

背靠墙站立，枕部、肩背部紧贴墙面，头部尽量向上牵引，双臂屈曲，贴于墙面，使肩背内收，到极限处后保持 5 秒钟。

然后肩关节做小幅度收举动作 5 次，双臂在胸前做缓慢开合动作 5 次，回到原位继续靠墙收背，反复操作 5 遍。

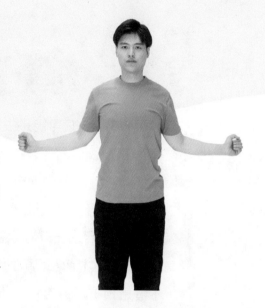

 靠墙时，颈部要有向上牵引的感觉。

❹ 推内关穴

用拇指指尖按住内关穴，待有酸胀感后，拇指指尖向心脏的方向旋转推按，推按 3 秒钟，放松 1 秒钟，重复操作约 5 分钟，左右手交替进行，每日 1～2 次。

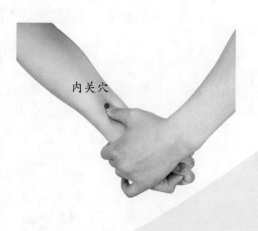

内关穴

 指尖保持按压力量的同时，向心脏方向旋转。

付医生『小贴士』

　　由于心前区疼痛可能是由多种疾病引起的，我们千万不能掉以轻心。如果经常发生心前区疼痛，要尽早到医院就诊治疗。

　　颈椎病患者出现心前区憋闷疼痛症状时，应先去心内科就诊，不能凭经验自以为是由颈椎病引起的，在排除心脏疾病的情况下，才考虑颈源性心绞痛，以免误诊失治。

　　不管是预防还是治疗颈椎病，运动是锻炼颈椎的最好办法，比如跑步、游泳、放风筝、跳绳、打羽毛球、做瑜伽都是不错的选择。游泳是一种很好的锻炼方式，特别是把头仰起来的蛙泳姿势，有利于颈椎生理曲度的恢复。

第3章

拿什么拯救你僵硬的肩背？

　　肩背疼痛是临床上常见的症状，以前有该症状的患者以中老年人居多，但现在的年轻人很多刚过而立之年就开始肩背疼痛。

　　临床上经常见到年轻人因为肩部的疼痛怀疑自己得了肩周炎；或因为后背疼怀疑自己得了冠心病而四处求医；更有 IT 精英因为不能承受肩背疼痛的折磨而辞职休养……

　　困扰我们肩背疼痛的原因到底是什么？我们应该怎样自我拯救呢？

得肩周炎的 100 种可能

2019 年夏天，36 岁的李女士找我看肩痛问题，询问病情时得知她在外企做财务工作。平时工作整天待在空调房里，而且一般空调温度都调在 18℃以下。这就导致李女士下班回家后根本无法适应闷热的环境，因此下班回家第一件事就是开空调，一直到第二天上班离开家时才关掉。晚上睡觉时就开着空调盖个夏凉被，还要把胳膊露在外面，而且经常举着手机一直刷到眼皮打架才睡觉。

一周前，李女士起床后发现左侧肩膀疼痛，当时没太在意。后来疼痛逐渐加重，甚至不能抬手，梳头发、洗脸时也很费劲。她觉得自己就是被空调吹得着凉了，想着保暖休养一段时间就好。结果休养了两周，肩膀疼痛越来越厉害，已经不能自己穿衣服了，才到医院就诊。

根据李女士的情况，结合体格检查和 X 线检查，我非常遗憾地告诉她，她已经得了肩周炎。

① 脆弱的肩膀

不是说肩周炎是"五十肩"吗？李女士怎么三十几岁就得了？是

不是搞错了？但现在我在门诊中，对这种年轻人得老年病的情况已经见怪不怪了。整体而言，肩周炎在普通人群中的发病率逐渐上升，而且越来越多的年轻人都受到它的困扰。为何我们看似"强壮"的肩膀如此脆弱？

从解剖结构上来说，我们的肩膀连接着上肢与躯干。肩关节是人体活动范围最大、最灵活的关节之一，由肩胛骨关节盂包裹肱骨头构成。由于肱骨头较大，关节盂较浅，不能完全容纳肱骨头，因此肩关节活动度较大，但稳定性较差。

同时，肩膀的运动需要通过肩关节及上肢肌肉的配合共同完成。随着人类的进化，上肢逐渐解放，肌肉力量减退，大量复杂而繁重的体力劳动就会对肩膀造成损伤。此外，一些不良姿势及关节使用不当也会损伤我们脆弱的肩膀，诱发肩周炎。

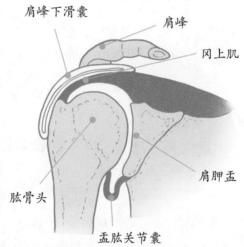

肩峰下滑囊　肩峰　冈上肌　肩胛盂　肱骨头　盂肱关节囊

2 小心这些动作，别让肩膀受伤

在我们的日常生活中，有很多小动作都会导致肩周炎。很多患者却找不到原因，觉得好像自己一不小心就得了肩周炎。那究竟哪些动作是诱因呢？我们一起来看一看。

　　首先，像病例中李女士那样露肩睡觉就是诱因之一。睡觉时双肩暴露在外容易受到寒气的侵袭，从而引起肩部肌肉的挛缩疼痛，诱发肩周炎。其次，有的人由于肩部受力过重或突然受到外力牵拉、撞击而引起肩痛，如手提包过重，在公交车上拉住扶手时车子突然急刹车，或者从高处拿东西等，诱发肩周炎。除了这些原因，长时间保持一个姿势也会出现肩部酸痛，引起肩周炎。

　　由此看来，肩周炎的确与我们平时不经意的小动作密切相关。想要躲开肩周炎，远离肩部疼痛，除了平时注意肩部的防寒保暖，避免上述损伤肩部的小动作，还要注意肩部的功能锻炼。

③ 开肩三式，远离肩痛

　　开肩三式能够帮助我们纠正不良肩背姿态，缓解肩背部劳损，保持肩背部的功能，改善肩背部的僵硬状态，从而远离肩痛。同时，这三个动作也能够在一定程度上帮助我们改善圆肩驼背，保持更好的体态。

❶ 开肩

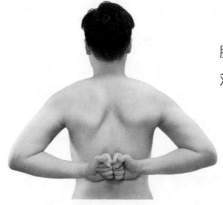

站立或正坐，平视前方，肩膀向后伸展，两手肘弯向背部，双拳在背后靠拢，保持 1～2 分钟。

注意 锻炼时要循序渐进，以免造成不必要的损伤。

❷ 推肩

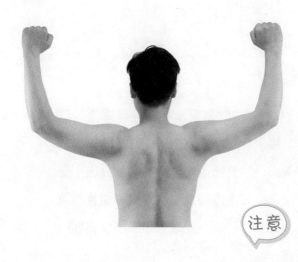

站立或正坐，双臂张开，前臂屈曲向上，推动肩部向上伸展，若举哑铃状，反复操作 15 遍。

注意 操作时，上推直到双臂伸直，收回直到肘关节靠胸壁。

❸ 耸肩

站立或正坐，双臂自然下垂贴于身体两侧；吸气时，两肩缓慢上耸，到极限处后保持 5 秒钟；呼气时缓慢下落，反复操作 10 遍。

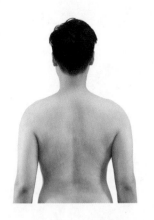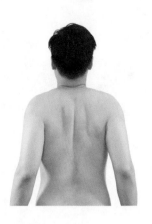

 向上耸肩时要到极限处，下落时动作要缓慢。

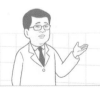
付医生『小贴士』

随着年龄增长，人体体内的激素水平会逐渐降低，身体对炎症的吸收速度减慢。现代年轻人由于工作压力较大、姿势不当等原因，肩关节已经开始退化，一旦遇到外伤、受凉就有可能诱发肩周炎，再加上没有及时治疗，可能会导致进一步的局部粘连，肩关节活动更加受限。如果出现肩部持续性疼痛，应及时就诊，查清病因，对症治疗。

肩周炎离你还远吗？

　　53 岁的王女士养了一只小斗牛犬，每天晚饭后就在小区里遛狗。一天，王女士牵着小狗正和狗友们聊天，小狗看见小伙伴了，忽然使劲向前一蹿，差点把王女士带倒。当时王女士觉得肩膀后边疼了一下，但也没在意。随着疼痛加重，王女士自行贴了膏药，擦了正骨水，但肩膀反而疼得越来越厉害，还出现了活动受限的症状。

　　小区里的邻居告诉她，说她这是得了"五十肩"，是不治也能好的病，静养就可以了。之后王女士就开始静养，尽量不动胳膊，养了 3 个月，结果肩膀疼痛却越来越严重，到最后手不能伸到背后解扣子，最严重时上厕所都提不起裤子。

　　王女士的肩膀，真的是得了肩周炎吗？

1　肩膀疼就是肩周炎吗？

　　肩周炎又称肩关节周围炎，古代称之为"五十肩""肩凝症"，其诊断有三条铁律。

　　第一，肩关节周围广泛疼痛，一两个点疼痛不算广泛。

　　第二，肩关节广泛功能障碍，肩部做哪个动作都有问题，一动就

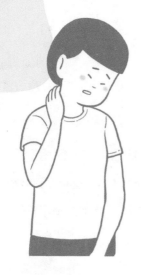

刀割似的疼痛，仅一个方向抬不起来也不算。

第三，肩膀主动活动、被动活动都受限，也就是你自己抬不起来肩膀，别人帮你也抬不起来。

满足这三个基础条件，还要结合 X 线或 CT、MRI 等检查结果才能诊断是否得了肩周炎。

现在很多人对肩周炎的认识都有误区：以为肩膀疼就是得了肩周炎。肩周炎就像一个大型回收站一样，人们只要看见上面写着"肩痛"的垃圾就统统往里扔。

其实肩膀疼≠肩周炎。病例中王女士刚开始的肩膀疼痛很有可能是因为受了猛力拉扯所导致的肩袖损伤，对于急性的肩袖损伤而言，制动静养只是辅助，主要还是靠适度活动。她因为听了不靠谱的建议，而长时间制动休养，造成继发的肩周炎，这才是后期她的肩膀疼痛加重的主要原因。

② 肩周炎的变化机理

目前，在医学生的教科书中，肩周炎被称为"粘连性关节囊炎"或"冻结肩"，是一种由于肩关节周围组织病变而引起的，以肩关节疼痛和活动功能障碍为主要表现的疾病。从病因上来说，如果没有明显的诱发因素，自然发病的，被称为原发性冻结肩，而继发于上肢创伤或手术后出现的，被称为继发性肩关节僵硬。

人们平时说的"肩周炎"多为不明原因的肩痛及活动障碍，大多属于医学教科书中的"冻结肩"。教科书中这两个名字阐明了这种疾病的本质，就是关节囊的挛缩，病程日久，周围韧带出现慢性炎症或纤维化，纤维化使局部软组织的弹性变差，关节容积变小，从而导致肩部疼痛、活动受限等症状。

现在，大家应该都明白了，不是所有的肩膀疼都是肩周炎，不要出现肩膀疼痛就立刻给自己扣上"肩周炎"的帽子，这样不但影响心情，还会由于焦虑情绪使症状加重，形成恶性循环。

3 两招自测肩周炎

很多人可能平时工作忙或因为各种原因不方便去医院就诊，当出现肩膀疼的时候，有没有什么办法可以自我初步判断一下是不是肩周炎呢？下面我教你两个动作，可以用来检查自己的肩部是否健康，有没有患肩周炎。

举手：

双臂伸直，双手高举

背手：

尽量伸手摸后背

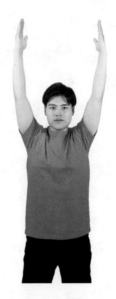 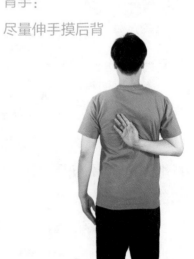

　　如果你做上面两个动作时，不仅肩部没有出现疼痛，而且双手很容易就举到了头顶，且摸到了后背，那恭喜你，你没有得肩周炎。

 付医生『小贴士』

　　在这里我可以负责任地告诉年轻人，如果你不到40岁，我们不会轻易给你戴上"肩周炎"的帽子。年轻人的肩膀疼往往是在抬肩时才疼，并不影响肩膀的活动。如果手臂举起超过某个角度后疼痛消失，那就不是肩周炎，应当考虑肩峰撞击症、肩袖肌群损伤等病症，但还是希望大家及时就医。

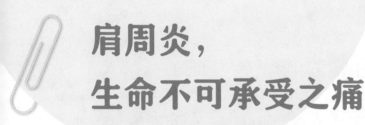

肩周炎，
生命不可承受之痛

　　大多数人到医院找医生看病都喜欢问一个问题——"医生，我这病治疗多久能好呀？"我也在门诊的时候，被很多患者问过同样的问题，有一次令我印象格外深刻。

　　45 岁的张先生是一家私企的工程师，由于长期对着电脑工作，加上平时贪凉喜冷，早早地就被"肩周炎"找上了门。他第一次来找我治疗时就直接问我："付医生，您看我这肩周炎治多少次能好啊？"我当时笑了笑说了一句："现在不好说，咱们边治疗边看。"结果这位患者一听就站起来了，跟我说："付医生，不对呀，我爸 20 年以前在东直门医院也找您看肩周炎，我爸说您当时可是说 20 次之内就能治好啊，怎么到我这就不好说了呢，是肩周炎'升级'了吗？"

　　后来经过仔细交流，我想起来他父亲是以前东直门附近轧钢厂的老工人，每次利用倒休的间隙来找我治疗肩周炎。我们当时一般都和患者说 20 次之内肩周炎能治好，但为什么现在不敢说了呢？

❶ 肩周炎 "升级" 了吗？

　　上面的病例中，我对父子俩的同一个问题给出不同答案的原因很简单，并不是肩周炎"升级"了，而是患病人群不同了。

对于肩周炎患者来说，治疗和锻炼都非常重要。20 年以前，东直门医院附近都是一些老工人，身体素质比较好，而且不怕疼，你让他一天练 3 次，每次 5 分钟，他可以加三倍地练，到现在我依然能想起那些可爱的患者。

而现在的肩周炎患者以知识分子居多，平时比较缺乏锻炼，加上工作或生活中长期保持不良姿势，肩部肌肉本身就十分薄弱，对疼痛也比较敏感，自我锻炼往往不到位，自然治疗起来就相对慢一些。

由此可见，平时适当参加体育锻炼，增强肩部肌肉力量，有助于我们远离肩周炎带来的疼痛困扰。

② 肩周炎"青睐"你吗？

这些年，"肩周炎大军"的队伍逐渐壮大，且呈不断上升的趋势。那究竟哪些人群更受肩周炎的"青睐"呢？

首先，50 岁以上的中老年人一直是肩周炎的"挚爱"。由于人体在50 岁之后容易出现自主神经及内分泌系统紊乱，代谢障碍，肩部逐渐发生退行性改变，损伤后难以修复，导致局部组织的挛缩粘连，从而形

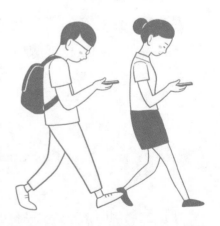

成肩周炎。

其次，很多年轻的上班族已经成为肩周炎的"新宠"。每天早晚通勤途中，挤公交、地铁，长时间低头弓背，到了公司就开始目不转睛地盯着电脑，晚上回家可能还要在电脑前继续加班。长时间的单一姿势会使得肩部肌肉紧张痉挛，从而增加肩周炎的患病风险。

此外，不注意保暖、姿势不当等不良生活习惯也会促使肩周炎发生。教师、超市理货员以及广大"麻将爱好者"也是肩周炎的好发人群。

③ 肩周炎预防操，还你肩膀轻松

鉴于现在肩周炎患者逐渐增多，而患病后的疼痛确实令人难以忍受，我设计了一套肩周炎预防保健操。中老年人坚持每天做一遍，可以有效地降低患肩周炎的风险，同时还能起到养生锻炼的作用。年轻人练一练，也能有效缓解肩部不适。

【肩周炎预防操】

❶ 拍手

两腿开立与肩同宽，双臂伸直高举，双手在头顶拍手，反复操作 10 遍。

❷ 扩胸

两腿开立与肩同宽，双臂前伸，与肩同宽，掌心相对，双臂向两侧分开，同时翻掌向上，保持 5 秒钟，反复操作 10 遍。

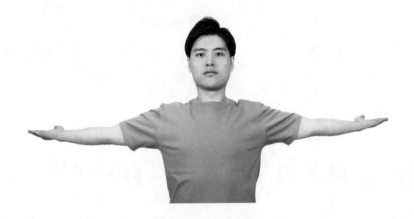

❸ 云手

两腿开立与肩同宽，一手手心朝里，从下往上举，从前额跨过头顶、头后，绕头一周。左右交替，反复操作 10 遍。

 操作过程中，头部始终保持正直不动。

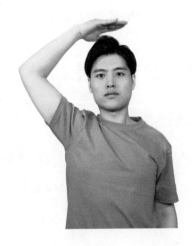

④ 拍背

两腿开立与肩同宽，左手绕右肩拍后背，右手绕左肩拍后背大椎穴附近，左右交替，反复操作 10 遍。

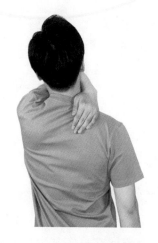

 拍背时手要尽量向下延伸。

 付医生『小贴士』

肩周炎的治疗是"三分治，七分养"，预防是最好的治疗。而且肩周炎虽然不传染，但一侧肩膀得过了，另一侧也还会得。如果你不注意保暖，不坚持活动，肩周炎很可能会再次找上你。糖尿病患者因为微循环不好，炎症的吸收特别缓慢，一旦得了肩周炎，不仅病程会特别长，而且非常痛苦，一定要更加注意对肩关节的养护。

不幸得了肩周炎，
"续命"全靠这几招

前段时间，在我们门诊调理痛经的一个姑娘来找我咨询肩周炎的问题，问我患了肩周炎后到底能不能锻炼。我说需要锻炼，她一听挺着急，仔细一问才知道生病的是她父亲。

姑娘的父亲今年50岁，前些天因为天气转凉，左肩部出现了疼痛。这个症状在一年前也出现过一次，当时是双侧肩部疼痛，间歇地服用止痛药后，右侧肩部的症状就缓解了，但左侧肩部仍有疼痛的感觉。后来他自己特别注意，尽量减少左侧肩部的活动，基本都用右侧肩部活动。但是这次天气变凉时，她父亲没有及时增添衣物，导致老毛病又犯了。她说这一年父亲都没有进行自我锻炼，现在基本无法用左手进行梳头、挠背等动作。

那么，肩周炎通过休养能自愈吗？锻炼有必要吗？下面我们来细讲。

① 肩周炎可以"不治而愈"吗？

有的人可能会说，肩周炎不用治也不用练，自己就能好，事实真的如此吗？病情经过一两年的发展，肩关节周围的炎症可能基本上吸收了，感觉也不那么疼了，似乎真的就是"不治自愈"了。

但事情并没有想象中那么简单。肩周炎患者接受正规治疗和进行功能锻炼与否，关乎肩关节功能是否可以恢复正常！练习和治疗的目的是"基本恢复肩关节的功能"。没有练习和治疗的话，虽然疼痛会随着时间的延长逐渐消退，但萎缩的肩关节周围软组织就很难恢复了，肩关节的活动度也就不能恢复了。

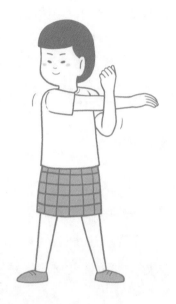

因此，认真对待肩周炎并遵医嘱进行充分治疗十分有必要。

肩周炎在临床上主要分为急性期、慢性期和恢复期三个阶段。临床上，我会根据患者的不同阶段进行分期治疗，但治疗的同时，患者在家的自我锻炼也是必不可少的。不管在哪个阶段，如果患者太"心疼"自己，不能吃点儿苦、忍点儿疼，错失了肩关节活动度的练习机会，关节粘连就会进一步加重，之后再想练习就要付出更大的代价。

2 得了肩周炎，自我锻炼不能少

肩关节锻炼须贯穿在肩周炎治疗的始终。可以这么说，在肩周炎的治疗中，推拿、理疗、针灸、喝汤药都是辅助的，只有自我锻炼才是最为主要的，中医和西医关于这一点的认识也是不谋而合的。下面介绍一套肩周炎自我治疗操。

【肩周炎治疗操】

❶ 爬墙

　　面壁站立，脚尖碰到墙面，双手沿墙壁缓缓向上爬动，上肢尽量上举到疼痛难忍时，停止不动。

　　深吸一口气，待疼痛减轻后再向上移动，然后缓缓退下，回到原处重复上述动作，反复操作 10 遍，每天锻炼 3 次。

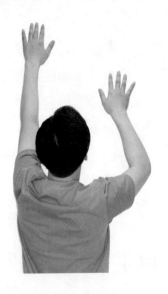

 患侧每天标注上举可达到的高度，当天不能低于这个高度，第二天要超过这个高度。

❷ 抱头

背靠墙站立，双手十指交叉抱在颈后，两个肘关节先尽量互相靠拢，到极限处停止不动，深吸一口气，待疼痛减轻后再向里靠。

然后两肩关节外展，肘关节向后靠墙，到极限处停止不动，深吸一口气，待疼痛减轻后再向后靠，反复操作 10 遍以上，每天锻炼 3 次。

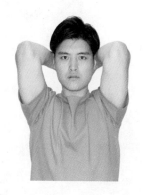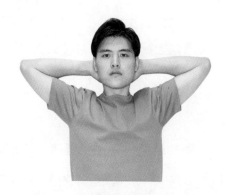

 肩周炎的锻炼贵在坚持，争取每一次都有进步。

❸ 梳头

以肩关节为轴，患侧手臂沿前额、对侧耳朵、后头部，由前向后做梳头动作 20 遍。

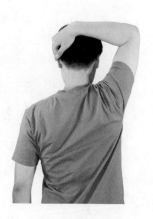

注意 操作时患侧手指要尽量碰到对侧耳朵，肩关节要尽量外展。

❹ 背手

双手伸向背后，健侧手臂托住患侧手臂前臂，严重者抓住手腕或手指。

先将患侧手臂向身体对侧拉，一松一紧反复操作 15 遍。

然后，健侧手臂托着患侧手臂向上托，到极限处，吸气停止不动，呼气时向下放松 1 厘米，吸气时继续向上托，反复操作 15 遍，每天至少练习 3 次。

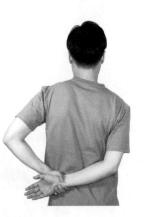

 注意 这是肩周炎治疗操里最难的一个动作，一定要克服疼痛，坚定信念，反复练习。操作时先向对侧拉，再向上抬，循序渐进。

整套动作每天至少坚持做 3 遍，所有动作都要做到极限处，争取每天进步一点。任何一个动作离肩周正常能达到的距离不会超过 30 厘米，如果你能每天进步 1 厘米，1 个月后肩周炎就能好了。

付医生『小贴士』

在肩周炎急性期，肩部疼痛较为严重，此时要注意休息，减少肩部负担，如疼痛持续影响睡眠时，可暂时服用非甾体类抗炎药物，如布洛芬、双氯芬酸钠等。急性期过后，患者应结合自身情况进行一定程度的活动锻炼，以恢复肩关节正常功能，但锻炼强度不可过大，以锻炼后不加重夜间持续疼痛为限。

什么病会让你的背硬如"乌龟壳"？

痒了挠一挠，疼了揉一揉，手够不到的地方，就找树木的突起处、石头的棱角按一按、蹭一蹭，这些动作现在依然可以在动物身上看到，这就是原始状态的推拿。

现在很多公园里都有人在蹭树，找一棵高度合适的树，利用树权之处，蹭背、蹭腰、蹭腿，有的树甚至被蹭得油亮油亮的。就背痛而言，蹭树是有缓解疼痛的效果，但这种方法毕竟太原始，不可避免存在一些问题。

我接诊过一位 50 多岁的男患者老李，他说自己背部总是疼。我一摸发现，老李背上有大面积增厚，就像一个"乌龟壳"，这样的后背我以前在一位河南武师身上见过，他是练"铁布衫"的。但老李的后背可不是练"铁布衫"练的，他总觉得后背不舒服，于是就学别人去树上蹭蹭。刚开始蹭几下感觉还不错，于是就经常去蹭。后来逐渐发展到两天不蹭就难受，觉得后背酸胀疼痛，僵硬得像背了一个乌龟壳一样，一到阴雨天或劳累后就更严重。

其实，老李是得了背肌筋膜炎。

① 什么是背肌筋膜炎？

筋膜简单地说是包在肌肉、肌腱、大血管表面的那层膜，就像我们切肉时看到的那层十分有韧性的白色薄膜。这层膜就像一个个塑料袋一样把每一块肌肉、肌腱和血管分隔开。

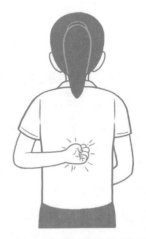

筋膜的表面有滑液，可以减少肌肉韧带在运动时的摩擦。如果由于寒冷、潮湿、慢性劳损等原因损伤了肌肉和韧带，造成出血和水肿，血液和渗出的积液就会被包在筋膜里，这时像塑料袋的筋膜就被撑得鼓起来，我们的身体就会觉得酸胀疼痛。

如果筋膜破了，里面的血和积液就会流出来，和它邻近的组织粘在一起，这时一活动就会产生牵涉痛。背部的肌肉韧带层次多，纵横交错，涉及范围广，很容易产生炎症，这种炎症就是背肌筋膜炎。

现在，我们再回过头来看老李的病程就很清晰了。最初老李的背部由于其他原因导致的局部水肿因为蹭树的外力刺激，使筋膜包裹的积液渗出，不适感迅速缓解。但这些渗出的积液又使得更多的筋膜和组织被粘连，不久后背部不适区域再度扩大，老李就要更用力地去蹭树才能"舒服"。如此恶性循环，反复暴力破坏背部筋膜，最终形成大范围的背肌筋膜炎。

2 四招破解背肌筋膜炎

日常生活中，不妨每隔一小时就来做一做下面的小动作，可以有效地预防背肌筋膜炎发生，还能打破"静坐"状态，保健强身。

❶ 上举提胸

站立或正坐，吸气时，双手十指交叉上举，到极限处时，屏气保持 3 秒钟，呼气时放下，反复操作 10 遍。

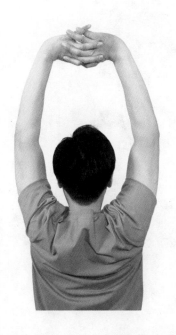

 双手上举到极限处以后，上身挺直把胸椎拉开。

❷ 平伸开胸

双手手心相对,双臂向前伸直与肩平齐,双臂向两侧展开至极限处,保持 3 ~ 5 秒钟,再回到平伸位,反复操作 5 ~ 10 遍。

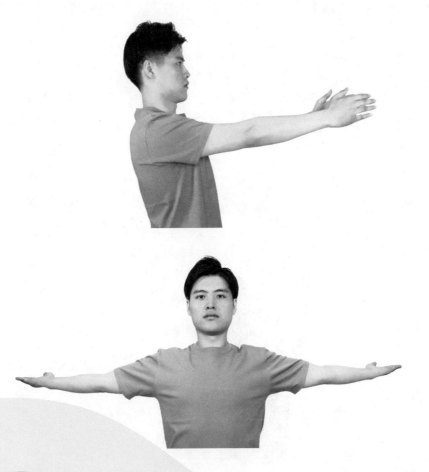

 挺胸收腹,双臂外展到极限处时,后背肩胛骨要有挤压感。

❸ 后下拉胸

双臂后伸，置于身后，十指交叉，然后双臂向后下方拉肩至极限处，同时保持挺胸提拉状态3～5秒钟，再回到原位，反复操作5～10遍。

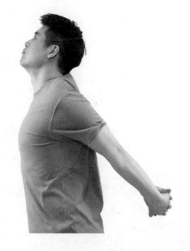

 操作时，拉肩与挺胸同步进行。

❹ 抱肩含胸

双手抱肩，吸气，在含胸的同时，双手向下拉肩至极限处，以觉背部有牵拉感为度，屏气，保持含胸拉肩状态3秒钟，呼气时还原，反复操作5～10遍。

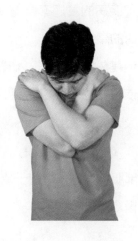

93

付医生『小贴士』

中医认为背为阳，是胸中之府，内藏心肺，直接关系到身体的抵抗力和心肺功能。

如果你的后背非常怕冷，既容易感冒，又容易得背肌筋膜炎，久而久之也容易影响心脏功能。因此，坐办公室吹冷气时，一定不要背对空调吹，实在没办法也别逞强，可以多披一件衣服。

长期久坐的人也应定时休息，使紧张的腰背肌肉得到缓解。相关研究表明，久坐不动会使癌症、心脑血管病等诸多疾病的发病率显著增加。即使是久坐一整天后进行2小时的高强度运动，也无法弥补久坐本身给身体带来的损伤。但在久坐过程中插入"动态"事件来打破这种静态行为，即使是站立1～2分钟、走到卫生间等"简单"动作，也能大大降低久坐带来的风险。

平时注意坐姿，再忙也要稍微动一动，适当进行腰背部肌肉锻炼，有助于背肌筋膜炎的恢复，也是预防复发的终极方案。

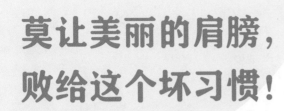

莫让美丽的肩膀，
败给这个坏习惯！

前几天，有一个在我们医院规培的学生来门诊找我，说她最近觉得左侧肩膀和后背部又酸又痛，早上和傍晚症状严重，其余时间稍微好一点。我看了一下她的肩部，确实左侧肩部的肌肉很紧张，同时两侧肩膀的高度还稍微有点差别，左侧肩膀略高一点。

我就问她平时是不是经常用左侧肩膀背包，她告诉我确实是这样。由于从家到医院比较远，所以她经常背一个大大的帆布包，把手机、课本、化妆品，甚至笔记本电脑统统放在里面，而路上公交换乘地铁，一般都要花费 1 个多小时。

她这样一说我就明白了，她的症状跟这个"百宝袋"一样的帆布包大有关系。

① "高低肩" 不仅难看，还伤背

上面案例中这个女生的背包习惯在年轻女性中很常见。如今，不论在学校里、商场里或者街道上，经常能够看到很多女性朋友背着一个大大的包袋，而且一般都是单侧肩背包，看上去潇洒随性。

我之前看过一个关于女性背包重量的网络调查，调查结果显示超过八成女性的背包重量都在 2.5 千克以上。而我们脆弱的肩膀真的能承受每天都如此大的"压力"吗？

要知道，当躯干一侧负载过重时，为了保持平衡，人会不由自主地向另外一侧倾斜。如果总是使用同一侧肩膀背包，会使对侧肩背部肌肉长期处于收缩状态，造成两肩一高一低，导致肌肉痉挛，引发肩背部肌肉酸痛。

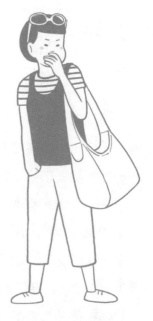

此外，长时间的伏案工作、不良坐姿、卧位看书等都可能导致经常使用的一侧肩膀肌肉紧张，两侧肩膀受力不平衡，长期用力的一侧肩膀较高。

由此可见，一些不起眼的生活习惯对我们的肩膀造成了"美丽却沉重"的负担，由此产生的高低肩不仅让身体看起来不协调，更会引起肩背部肌肉损伤，引发脊柱变形，甚至其他严重问题。

② 拉伸四式，矫正高低肩

一些生活中不经意的小习惯为我们的肩背带来了沉重的负担，正确的拉伸能够帮助我们改善肌肉紧张。想要赶走肩背痛，矫正高低肩，重新获得美丽健康的肩膀，拉伸四式练起来吧。

【拉伸四式】

❶ 颈部拉伸

身体正坐，腰背挺直，一只手向下伸直拉住椅面，另一只手放在头部对侧，轻轻向本侧肩胛骨用力，保持 5 ~ 10 秒钟，左右交替，反复操作 3 遍。

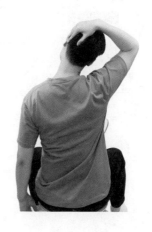

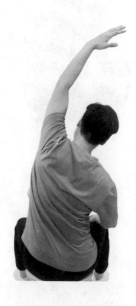

❷ 躯干拉伸

身体正坐，保持躯干挺直，一侧手臂向上抬起，身体向对侧弯曲，并转头向上看，保持 5 ~ 10 秒钟，左右交替，反复操作 3 遍。

❸ 背部拉伸

身体正坐，挺直背部，一只手屈肘放至后背，另一只手抓住屈曲的肘部，向对侧拉伸，保持 5 ~ 10 秒钟，左右交替，反复操作 3 遍。

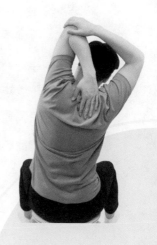

❹ 腹部拉伸

身体直立或正坐，双臂上举，左手握住右手，向左拉，上身后仰，保持 5 ～ 10 秒钟，左右交替，反复操作 3 遍。

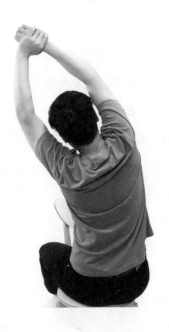

付医生『小贴士』

对于广大爱美的女性来说，选择背包时应优先选择宽背带的双肩包，因为这种包使肩部受力更为均衡，使用感更加舒适。如果一定要选择单肩背包，那么要经常变换用力部位，左右肩交替背包。无论选择什么样的背包，其重量越轻越好，背负物品时尽量选择必需品，为我们脆弱的肩膀减少不必要的负担。

第4章

久坐不动，千万小心你的腰

如今，腰部不舒服的年轻人越来越多。很多年轻人在工作时间喜欢一坐一整天，除了吃饭、喝水、上厕所，基本上不活动，但长时间坐着会让人产生腿麻、腰背痛、身体疲劳等不适。这一章我们将详细讲解如何避免久坐带来的腰部不适。

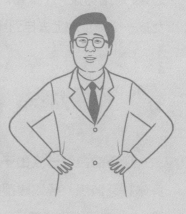

腰不好，千万要注意

每天吃完午饭，我都习惯性地绕着门诊走上几圈。2019 年夏天的一个中午，我正走到门口，突然推门进来一对年轻男女，让我愣了一下。

因为在门诊中，如果是一对恋人一起来看病，一般都是男孩扶着女孩，这一对竟然是娇小的女生扶着一位一米八几的大帅哥。我一检查发现帅哥是腰扭了，问帅哥腰是怎么扭的，这俩人都脸红了，还支支吾吾的。

原来他俩约好在医院附近超市见面，女孩先到了，在门背后躲了起来，想给男孩一个惊喜。男孩来了左右一看没人，就站在门口玩手机，女孩一个箭步冲上去挂到男孩脖子上……然后就悲剧了。

1 哪种腰容易受伤？

现在的白领一族由于长期久坐，身体缺乏锻炼，导致腰部肌肉力量不足，非常容易损伤腰部。而这位大帅哥，正是因为"无准备的力"造成的腰部损伤。我在门诊时常能接诊到这样的

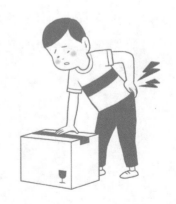

患者，有的甚至仅仅因为突然打了一个喷嚏、抱一下孩子、搬一张桌子，就把腰给闪了。

其实，这些闪腰事件的发生，归根到底还是腰部力量太弱，不足以保护我们脆弱的腰椎。如果腰部力量够强，腰椎附近的肌肉群（也就是年轻人常说的"核心肌群"）能够有效地保护腰椎，那就不太容易把腰扭伤了。

核心肌群是一个统称名词。核心肌群位于人体躯干中央，是负责保护脊椎的肌肉群。核心肌群是从横膈膜以下，环绕腰、腹、躯干中心到骨盆底之间的一段肌群构造，由深层与浅层不同部位的肌肉组成，包括腹肌、背肌、臀肌、大腿肌等。

运动员都需要有很强的核心肌群，因为其对于完成各项运动具有十分重要的作用。很多年轻朋友喜欢秀腹肌，殊不知腰、背、臀部肌群对于稳定脊椎乃至人体也起着十分重要的作用。手心手背都是肉，腰背和腹肌一样重要，可千万不要厚此薄彼呀！

② 强腰固肾四式

腰是人体的主轴，腰部力量的强弱直接影响个人身体状况，加强腰部力量对于人体健康尤为重要，不仅能锻炼身体，在临床上更是一种治疗腰痛的重要方法。那么，我们应该如何增强腰部力量，预防无准备力造成的腰部损伤呢？请跟我学学下面这四招。

❶ 凌空飞燕

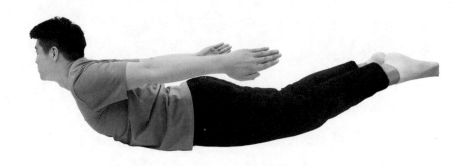

俯卧位，吸气时以腹部着床，头部、上肢、胸部和下肢一起向上抬，到极限处后，屏气停2～3秒钟，呼气时慢慢落下，5～10遍为一组，每天练习3～5组。

 上半身和下半身要同步后伸，练习要根据个人体质循序渐进。

❷ 桥式支撑

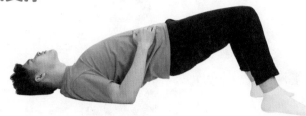

　　仰卧位，双膝屈曲，以足跟、双肘、肩部、头部为支点，吸气时抬起骨盆，腹部尽量上抬，屏气停 2 秒钟，呼气时缓慢放下，5 ~ 10 遍为一组，每天练习 3 ~ 5 组。

 操作时，头部不要过度后仰。

❸ 平板支撑

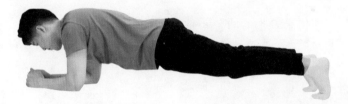

　　俯卧位，双肘弯曲支撑在地面上，肩膀和肘关节垂直于地面，双脚踩地，身体离开地面，躯干伸直，头部、肩部、胯部和踝部保持在同一直线上，腹部肌肉收紧，眼睛看向地面，保持均匀呼吸。

　　每次练习以极限为度，中间休息 15 ~ 20 秒钟，每次练习 4 组。

 练习时腰不能塌，头不能低，肘臂呈 90°，要循序渐进，以每组持续时间不低于 60 秒钟为标准。

❹ 双手攀足

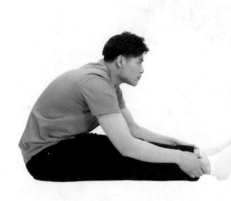
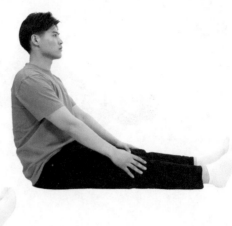

　　坐于垫上，两腿可微微分开，双手扶在大腿上，自然呼吸，呼气时身体缓慢弯腰前屈，同时双手下移，手尽可能地触及双脚，仰头屏气 3 秒钟，吸气时身体缓慢还原，反复操作 10 ～ 15 遍。

 身体前屈时，两腿不能弯曲，前屈角度因人而异，不可强求。

付医生『小贴士』

　　容易闪腰的人在长期弯腰工作、久坐、久蹲时，不要突然站起或直腰；做弯腰动作时，缓缓勾腰，动作不要过大过猛，不要憋气；从地上拎重物时屈膝下蹲，避免弯腰；睡觉时宜选用硬板床，再根据天气状况，铺适量的棉被。

哎哟，我的老腰又闪了！

45 岁的王女士平时在办公室办公。周末全家去看望老人，王女士下厨准备午饭。就在王女士将最后一道传统凉菜"拍黄瓜"做完后，她做了一个再平常不过的动作：转身把掉在地上的瓜蒂捡起来扔进垃圾桶。

在扔的过程中，她忽然觉得腰痛难忍，便慢慢靠到墙上，却发现连站都站不住了，最后竟一屁股坐在了地上。外面的人在打麻将，也听不到她呼喊，可怜的王女士只好含着眼泪从厨房爬出去求救。

1 闪腰只是意外？

生活中这些看似不经意的小动作就会使腰出现这么大的问题，我们的腰怎么这么脆弱呢？

其实，这些不经意的小动作只是压垮骆驼的最后一根稻草。之所以会发生急性腰扭伤，多是由于腰部已经存在软组织劳损、关节松弛、腰椎两侧肌肉拉力不均衡、腰椎稳定性降低等问题。在没有准备的情况下发力，很容易造成腰肌痉挛性的收缩，引发急性腰扭伤。

> 急性腰扭伤是指劳动或者运动时腰部肌肉、筋膜、韧带、椎间小关节、腰骶关节的急性损伤，多为突然承受超负荷牵拉或扭转等间接外力所致，俗称"闪腰""岔气"。

② 腰闪了怎么办？

卧床休息是最及时的应对措施，也是基础性的治疗方法。最好睡硬板床，以利于腰肌放松，促进人体自我修复，加快病情恢复。如果家离医院近，可在医院进行推拿、理疗。如果就医不方便，建议先不要着急往医院跑，可以先卧床休息 1 天，待腰部紧张的肌肉和韧带得到放松后，再决定是否去医院就诊。如果病情不能缓解，则需要去医院接受进一步治疗。避免往返医院的路途折腾导致病情加重。

我们卧床休息，为何要选择硬板床呢？

因为硬板床能够更好地支撑腰肌。如果闪腰后还睡过软的床垫，会使因扭伤而高度紧张的腰肌无法得到松弛，变得更加紧张，进而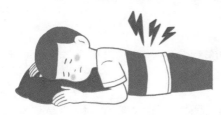加重损伤程度。要注意，硬板床上不需加很厚的棉垫，最多加两床褥子就可以了，否则就失去了"给腰做支撑"的意义。

至于选择什么样的睡姿倒不重要，怎么舒服就怎么睡，主要的目的就是让腰肌损伤的部位得到放松和休息。

现代家庭中硬板床可能比较少见。不过，有的床垫背面比较硬，发生急性腰扭伤时，可以选择床垫偏硬的一面睡。

如果家里没有硬板床或硬床垫，又发生了急性腰扭伤，睡地上可以吗？我们并不鼓励睡地上，因为这样不方便起卧。如果实在要睡，则须睡在木地板上，并且至少垫两床褥子。不建议睡在水泥地或瓷砖地板上，这样容易受凉，加重病情。

3 三招缓解腰痛

如果患者不是动弹不得的情况，或者通过卧床休息后情况有所好转，患者家属可以通过三个小动作来帮助患者缓解症状，促进患者早日康复。

❶ 轻揉腰部

患者俯卧，家人用手掌从上到下轻揉患者腰部、臀部肌肉，大约操作5分钟。

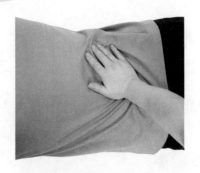

注意 揉的动作要轻柔，不要用力按压，先揉健侧再揉患侧，从外到内逐渐过渡到痛点，可以边揉边轻轻晃动腰部、臀部。

❷ 点合阳穴

患者俯卧，家人用拇指按住患者合阳穴不动，缓慢向下加力，以点到患者疼得不由自主地扭动腰部为限，持续点按 15 ~ 30 秒钟。

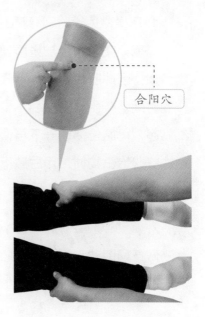

合阳穴

注意 点合阳穴时，一定要以点到患者疼得不由自主地扭动腰部为限，但不可强求。

❸ 轻摇下肢

患者仰卧，家人双手握住患者的踝关节，左右摆动，使摇动产生的波动传导到腰部，持续操作 3 分钟。

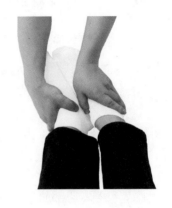

注意 患者下肢要并拢，双腿摇动要同步。

❹ 怎样才能让腰不受伤?

1. 尽量避免长时间弯腰工作

长期弯腰工作会加重腰部肌肉劳损，因此应尽量减少弯腰工作的时间。久坐或弯腰后不要突然站起，可原位活动一下再慢慢站立。搬抬重物时，用屈膝下蹲的姿势。

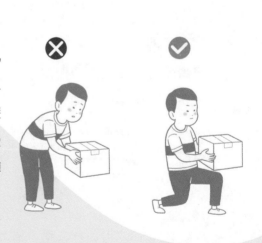

2. 做动作时要量力而行

做各项劳动与运动时，应根据个人的体能量力而行，切勿勉强，以防发生意外，得不偿失。

3. 加强腰部保护

在做扛、抬、搬、提等重体力劳动时应使用护腰带，以协助身体稳定腰部脊柱。在寒冷潮湿的环境中工作后，可以洗个热水澡，祛除寒湿，消除疲劳。

付医生『小贴士』

对于有过急性腰扭伤经历的人或经常腰痛的人，早起时要"懒"一点，起床后不要马上去抖被子，稍微活动一下再洗脸刷牙，更不要马上下地干活。即使是咳嗽也要有意识地来一个弓步，或者找一个地方扶着。就算是掉了钱，也要慢慢蹲下去捡。平时多注意、多爱护、多锻炼，就能减少腰扭伤或腰痛的发作。最后，一旦发生闪腰，要及时妥善施治，并注意休息，同时要根据自身情况，选择合适的时机到医院就诊。

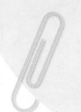

久坐太可怕，
腰肌劳损了解一下

前几年，我们科室来了一个腰痛患者，他告诉我他白天长时间坐在办公室工作并开着空调对着腰背部吹，下班回家后也一直坐在电脑前，晚上睡觉时就觉得腰背部疼痛，然后自己买了膏药贴，休息之后疼痛就减轻了。

过春节回老家的时候，由于穿的衣服单薄而受寒了，之后就一直感觉腰背部胀痛难受。去了一家推拿按摩店做了几次推拿和拔罐之后疼痛减轻，但时常还有点儿疼痛，外加工作繁忙，也没有办法持续治疗。

就在 2019 年冬天，他的腰部突然疼痛难忍，直腰站立都困难，甚至不能弯腰工作。这是怎么回事呢？

① 你"坐"对了吗？

急性腰扭伤如果不能及时治愈，会发展成为慢性的腰肌劳损。但是，慢性的腰肌劳损不都是因为急性腰扭伤引起的。上述案例中的患者就是一个腰肌劳损患者，他的腰肌劳损最初是从静力性损伤缓慢演变而来的。

什么是静力性损伤呢？有些活动或姿势虽然强度不大，但是由于持续时间过长或姿势错误，使得腰背部肌肉长期处于紧绷状态，日积月累很容易产生劳损。这种长时间、低负荷的损伤就叫作静力性损伤。

正确的坐姿

现在大多数年轻人工作时总是需要保持坐姿，并且一坐就是好几个小时，这样很容易造成腰肌劳损。防止腰肌劳损，除了

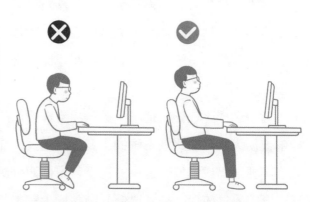

避免长时间的久坐，标准的坐姿同样十分重要。

大家可以根据下面的描述来检测一下自己平时的坐姿是否标准。

1. 坐的时候，应该保持上身挺直，收腹。

2. 应该多变化姿势，不要长时间只让部分关节及其周边肌肉受力。如果坐累了，可以靠在座椅靠背上稍作休息，但此时也要注意保持腰部有靠背支撑，不要悬空。当然，我还是推荐各位年轻朋友坐累了不妨站一会儿，甚至可以在椅子上跪一会儿，这也是最佳的休息方法。

3. 坐时，应调整座椅高度，使双脚踩在地面上，小腿与地面垂直，大腿与地面平行。这样腿部的重量被双脚承担而不会转移到臀部，从而保证骨盆处于中立位，腰背部肌肉得到放松。

坐姿如果不正确，除了看起来没精神，也容易腰酸背痛，甚至影响我们的脊椎，压迫到神经，最终影响身体健康。

合适的椅子

腰椎不好的人，不鼓励坐沙发。沙发大多比较软，坐下时大家通常都会采取一种将腰部塌下来坐的姿势，腰椎无法保持挺拔的姿态，容易引起腰肌力量的退化。此时腰肌也比较难找到着力点，因此受到的压力更大。

建议选择比较硬的椅子，更容易支撑腰部的肌肉，而且硬的椅子能够迫使大家采取比较正确的坐姿。尽量找带靠背的椅子，而且椅子高度不要过高或过低。过高的椅子容易使双脚离地，大腿后部肌肉受压，影响骨盆放松；椅子过低，则会增大髋关节的屈伸度，使骨盆倾斜，这些都容易引起腰肌劳损。但也不要坐过硬的椅子太久，久坐过硬的椅子会使局部血液循环受到影响。

需要长时间坐着工作的人和腰部本来就有伤或疼痛不适的人，建议在背后腰部靠下的地方放一个靠垫，能更好地承托腰部，使腰部肌肉有相应的支撑。

② 腰肌养护四式

那么，在日常生活中，我们怎么预防腰肌劳损发生呢？这里，我为办公室一族专门准备了一套在工作间隙缓解腰肌劳损的腰肌养护操。大家只需每天忙里偷闲地做一遍，长期坚持，就可以有效预防腰肌劳损。

❶ 按推腰部

站立位，双手握拳，用食指掌指关节，点住手能够到的腰椎最上段；吸气时向腹部方向垂直按压，感觉酸胀后，向胸椎方向推挤，保持 2 秒钟；呼气时放松，边按推边向下移动，一直按推到骶骨为止，从上到下反复按推 3 遍。

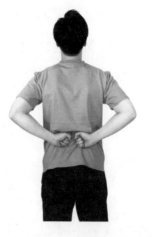

 按压在先，推动在后，腰随着推动向上挺起。

❷ 坐位转腰

身体正坐，以左侧为例，左手扶握左侧椅背上方，右手扶住左腿外侧固定，向左侧转腰至极限处，停 10 秒钟，左右交替转动 10 遍。

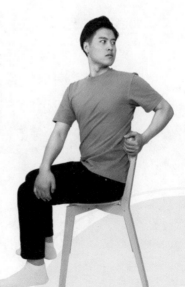

 身体保持正直，转腰时腿部要保持原位。

❸ 托举抻腰

身体正坐，双手十指交叉，吸气时掌心朝上，向上托举至头顶，随着托举动作，身体向上拉伸，到极限处后停1秒钟。

呼气时身体转向一侧，到极限处后停1秒钟，左右交替转动5遍。

 注意 向上托举，腰部有牵拉的感觉后，才能做左右转腰。

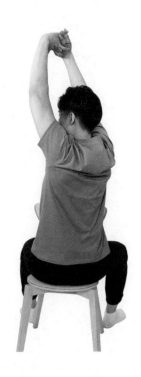

❹ 双手攀足

身体正坐，向前弯腰，前胸尽量贴到大腿，双手向下抓住两踝关节，到极限处后停5～10秒钟，反复操作10遍。

 注意 膝关节可以屈曲90°，也可以伸直加大动作难度。

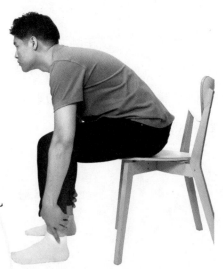

付医生『小贴士』

　　腰肌劳损是所有腰椎疾病的"元凶"，腰是需要我们用一生去养护的重要身体部位。除了多注意、多活动、少负重，一定要注意腰背肌肉力量的锻炼，可以常做前文提到的"强腰固肾四式"（见第 102 页）。

腰部最脆弱的地方：
第三腰椎横突

15 岁的小方，在美国上高中，课余时间喜欢打篮球。有一次打球时，他做了一个转身投篮动作后，就觉得腰特别痛，休息了十几天也没见好转。渐渐地，就算躺着也觉得痛苦万分，翻身、走路都觉得困难，上课时也无法坚持坐满 45 分钟。

小方的父母知道后就把他接回国治疗，在某骨科医院做了 MRI 检查后，诊断为第五腰椎和第一骶椎之间的椎间盘突出，建议做椎间盘摘除术。一听要手术，母子俩抱头痛哭，家人也纷纷指责父亲为什么要把这么小的孩子送出国。全家都不忍小方年纪轻轻就做手术，几经考虑，小方的父母还是决定保守治疗，于是通过别人介绍找到我。

经过仔细检查后，我发现小方个子虽然很高，但腰肌并不丰厚，相对比较弱，并且在第三腰椎横突处找到一个筋结。我点按这个筋结时，小方瞬间觉得疼痛无比，并且疼痛向臀部放射，但通常腰椎间盘突出症的疼痛应是向小腿放射。

在给小方做一些检查腰椎间盘突出症的试验时，发现一点儿问题都没有，也没有腿部的放射痛。于是我告诉小方父母，孩子得的是第三腰椎横突综合征，不是腰椎间盘突出症。

这第三腰椎横突综合征究竟是什么，让年纪轻轻的小方经历如此折磨？

① 腰的"致命弱点"

大家看看右下角的这张图片，这是最常见的腰部疼痛的姿势，图片中的人手扶后腰的位置，就是我们最应该注意的部位：它是腰部最容易出现筋结的位置，也是腰痛的人最想治疗的位置，这就是大名鼎鼎的"第三腰椎横突"，腰部最容易出问题的部位就在这里。

第三腰椎位于腰中段，是腰椎前凸的顶点和腰椎活动的中心，具有加强腰部稳定与平衡的作用。如果把脊柱比喻成帆船的桅杆，腰背肌肉就是支撑桅杆的缆绳，而每个脊椎的横突就是固定缆绳的横杆。

在所有的脊椎横突中，第三腰椎横突这根"横杆"最长、最宽、尖端最厚，和腰部活动有关的肌肉、韧带、筋膜大部分都固定在这里，自然形成了一个更加厚实的"绳结"。

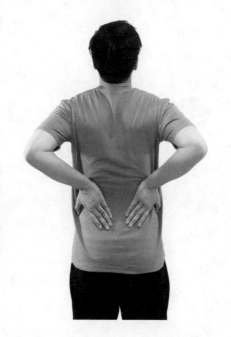

这个"绳结"把第二腰椎的神经也捆在了一起，所以这里是腰部活动的支点，它的活动幅度大，所受到的拉力也大。正因为如此，第三腰椎横突尖部与周围软组织摩擦的机会就多，也最容易受损伤。

2 偏爱男性的第三腰椎横突综合征

第三腰椎横突综合征好发于青壮年男性。当腰部用力，特别是用力不平衡时，容易产生第三腰椎横突尖端组织的急、慢性损伤，导致出血、渗出，产生无菌性炎症。

久而久之，第三腰椎横突尖端就出现了之前小方腰上摸到的筋结。这个筋结挤压从这里经过的神经和血管，导致下腰痛或腰臀部疼痛。弯腰时腰肌对横突的拉力加大，疼痛就会加重，严重时甚至不能仰卧、翻身、走路困难。

但因为坐骨神经没有受压，所以咳嗽、打喷嚏加大腹压时，对疼痛没有影响，在检测时能够与腰椎间盘突出症相区别。

3 腰部松筋三式

如果得了第三腰椎横突综合征，除了在医院接受正规的治疗，还可在家中练习腰部松筋三式，缓解病痛。

❶ 撑臂挺腰

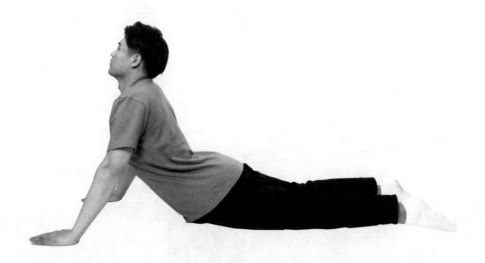

俯卧位，保持骨盆与床面紧贴，双臂分开与肩同宽，吸气时用上肢撑起上半身，在极限处屏气1秒钟，在此过程中保持腰部和臀部放松。

保持撑臂动作不变，呼气时松腹塌腰，停3秒钟，还原回俯卧位，反复操作10遍。

 呼气时，松腹塌腰同步进行。

❷ 侧身叩臀

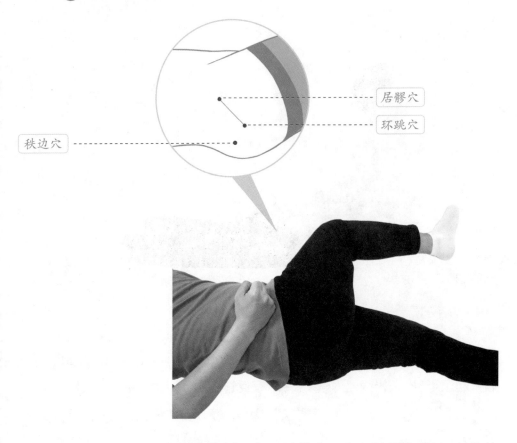

居髎穴

环跳穴

秩边穴

　　侧卧位，以左侧卧为例，左下肢伸直，右下肢屈曲90°，身体微后仰，右手握空拳交替叩击臀部外侧的环跳穴、居髎穴、秩边穴共30次，每穴叩击10次，以局部酸胀为度。

 臀部要放松，叩击动作要有弹性，避开骨头关节。

❸ 松筋解结

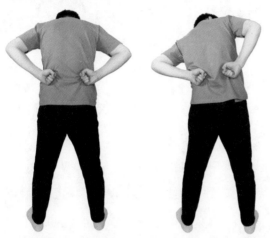

站立位，双脚分开，与肩同宽，双手握拳，第二掌指关节分别抵住左右第三腰椎横突；吸气时缓慢弯腰，感觉手下酸胀后保持弯腰点按状态 2 秒钟；呼气时左右转腰 2 遍，反复操作 5 遍。

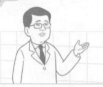 第二掌指关节应向腰椎方向按压。

付医生『小贴士』

如果单侧腰痛伴同侧臀部疼痛，患第三腰椎横突综合征的可能性就非常大，急性发作时切忌做转腰扭腰运动，和急性腰扭伤一样，需要卧硬板床休息并即时就医。

第三腰椎横突综合征除了因为第三腰椎横突本身的结构特点容易发病，腰肌劳损也是重要原因。平时的锻炼要结合前文的腰痛缓解三式（见第 107 页），工作中要结合腰肌养护四式（见第 112 页）进行，更鼓励多参加游泳、慢跑等无负重锻炼。

你的腰椎间盘 "出轨" 啦！（上）

有研究表明，80% 的人一生中曾患过腰痛，其发病率仅次于感冒，排名第二。依我看，人一生中谁还没有过腰痛呢？这个数字应该接近100%，只是有的轻，有的重，轻的被忽略了。

从我们前面介绍的几个病例来看，你或许已经发现腰痛到最后都指向腰椎间盘突出症。其实腰椎间盘突出症是一个被妖魔化的疾病，之所以被妖魔化，一是因为这种病得了以后非常痛苦，可能会让人失去劳动能力；二是可能需要做手术。

那实际上腰椎间盘突出症是什么样的疾病呢？

1 有"症"无"症"，待遇不同

2019 年我接诊了一对从东北来的父子，父亲带孩子来看病，男孩23 岁，拖着腿进来的。一问得知，男孩刚毕业在银行工作。

前段时间男孩因为搬一个装硬币的钱箱，把腰给扭了，当时腰就动不了了。到县医院检查后，MRI 检查结果显示第四椎腰和第五腰椎之间的椎间盘突出，建议马上住院手术。为了更全面地检查和治疗，男孩转到了省医院做进一步检查，结果省医院也让他做手术。做手术有风险，家人觉得孩子这么年轻，还是选择保守治疗。所以男孩在家躺了

2 个月，也没法上班。家人着急，孩子也着急，经人介绍来到我这里。

我看了男孩之前拍的 MRI 片子，确实腰椎间盘突出了，但经过检查和询问后，我最终确定男孩只是腰肌劳损。经过几次治疗，并配合康复训练，男孩又回银行继续上班了。

这个病例中，为什么我不管 MRI 的检查结果，只诊断男孩是患了腰肌劳损呢？这里需要明确一个概念，腰椎间盘突出和腰椎间盘突出症是不一样的。

国际权威期刊《新英格兰医学期刊》的研究表明，在大街上找 100 个没有腰腿痛的人做腰椎 MRI 检查，结果令人震惊：腰椎间盘膨出的概率高达 50%，突出的概率达 30%。

从调查结果可以看出，腰椎间盘突出就像我们年龄大了脸上长皱纹一样，是椎间盘的退化、松弛，只要不出现相应的症状，就不是疾病。只有腰椎间盘突出以后压迫周围的神经、脊髓，出现以腰痛伴下肢放射痛为主，甚至大小便失禁的症状，才能诊断为腰椎间盘突出症。如果只是 MRI 检查发现腰椎间盘突出，而没有腰腿痛症状，不能诊断为"症"。

② 认识一下腰椎间盘这个"盘"

腰椎间盘是由连接上下椎体的软骨板、中间的髓核和包着髓核的纤维环三部分组成。其中，髓核为胶冻状，有很高的弹性。简单地说，腰椎间盘就是两节腰椎之间的减震衬垫，它的构造就像葡萄一样有皮有瓤，纤维环是皮，髓核是瓤。

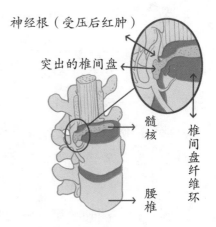

神经根（受压后红肿）
突出的椎间盘
髓核
椎间盘纤维环
腰椎

如果长时间腰肌劳损，加上用力不当、着凉等诱因而使纤维环破裂，髓核从里面流出，就像葡萄被捏破后瓤掉出来一样，这就是腰椎间盘突出。如果只是腰肌劳损导致椎间盘缩水而被挤扁，则像放蔫了的葡萄，就是腰椎间盘膨出。突出以后的椎间盘就像被挤破皮的葡萄，是不可能恢复原状的。

前文我们已经讲过，很多人对这种病有误解，认为有腰椎间盘突出就一定会痛，其实不是的。一般来说，在没有症状之前，腰椎间盘突出是不需要特别治疗的。

③ 你的腰椎间盘为什么会"爆"？

腰椎间盘位于人体重心的下方，承受着各方的压力，发挥着作为周身力量枢纽的作用，勤勤恳恳，任劳任怨，扛下了各种日常磨损。

腰椎间盘的一生，是默默奉献、不断消耗的一生。岁月如刀，当你刚刚跨过 25 岁，准备进入社会、开始工作的时候，腰椎间盘已经开始从鼎盛不可避免地走向衰退。

生命不息，我们对腰椎间盘的压力就不会停止。腰部的损伤、过度的负重、长期的颠簸震动都会对腰椎间盘造成巨大的压力，加速它的退变或突出。

年轻人在健身房进行负重深蹲、硬拉、划船等涉及脊柱的训练项目时，除了要正确发力，避免受伤，还要避免过度劳累，防止腰椎间盘老化加速。

此外，生活中一些看似不起眼的动作也会给腰椎间盘带来无法挽回的损伤。我将这些"小动作"，按照对腰部损伤由弱到强的危险程度做了一个排名，希望大家尽量避免这些伤腰动作。

跷二郎腿、长时间站立工作

危险程度：★

跷二郎腿会使骨盆倾斜，腰椎两侧承受压力不平衡，而长时间站立工作会使腰部肌肉紧张，二者均为造成腰椎间盘突出的危险因素。

保持坐姿时应摆正骨盆，尽量不跷二郎腿。而对于商场售货员、教师等需要长时间站立工作的人群，在工作时可以双脚交替踩垫脚物，同时在工作间隙做一些伸展腰背部的动作来缓解肌肉的紧张。

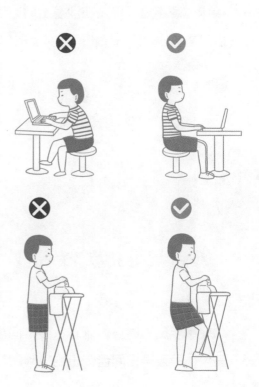

睡姿、坐姿不当

危险程度 ★★

睡姿和坐姿的问题是大多数人普遍存在的问题。很多人喜欢窝在沙发上看手机、看电视，像个"老妇人"一样，但这样的姿势会使腰椎前凸减少，增加椎间盘压力，加速其退变。还有部分朋友经常看着看着电视，躺在沙发上睡着了，第二天起来腰部会很难受，因为睡沙发或软床会使我们的颈腰部缺乏支撑，导致肌肉紧张。

良好的坐姿和睡姿应使我们的腰部被支撑起来。坐时应收腹并保持上身挺直，双腿并拢，尽量将腰背紧贴椅背。睡觉时，尽量选择硬板床或硬床垫；平躺在沙发上时，可在膝盖下方垫一软枕，以便腰背部肌肉放松，降低腰椎间盘突出的风险。

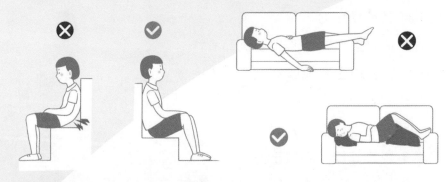

单手负重、跑步姿势不良

危险程度 ★★★

单手负重时身体倾斜，腰椎间盘受力不均衡，双侧肌肉紧张度不一致，导致腰椎间盘突出的风险增加。跑步时，弓背前倾的姿势会增

126

加腰椎间盘压力，加之颠簸的脉冲式压力，亦会增加腰椎间盘损伤的风险。

提重物时双手重量尽量均衡，保证躯干平衡及腰椎受力均匀。跑步时尽量保持上身挺直，重心收紧，放慢频率，选用减震功能较好的鞋子，减少腰椎间盘压力。

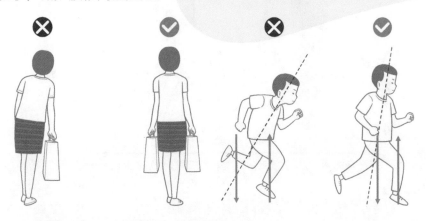

穿高跟鞋、频繁的扭腰运动

危险程度★★★★

高跟鞋一直是万千女性的心头好，但长期穿高跟鞋会使人的重心过度前移，骨盆前倾，腰椎受力增加，造成腰椎间盘损伤。而频繁的扭腰运动，如打高尔夫球、乒乓球等都需要腰部发力来带动手臂，这会扭转腰椎间盘或造成挤压，是腰椎间盘突出的高危动作。

平时尽量穿平底鞋，如果特殊场合必须穿高跟鞋，尽量将重心放在脚跟而不是前脚掌。平时运动中也要注意腰部保护，避免长期频繁的扭腰运动，尤其是有腰椎间盘突出的患者须更加注意。

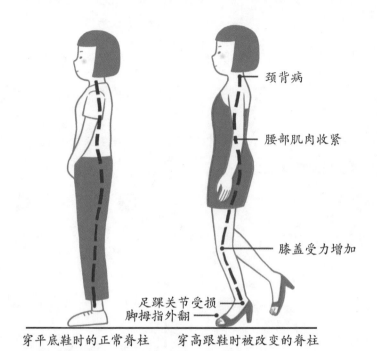

颈背病

腰部肌肉收紧

膝盖受力增加

足踝关节受损
脚拇指外翻

穿平底鞋时的正常脊柱　　穿高跟鞋时被改变的脊柱

弯腰搬重物、慢性咳嗽、便秘

危险程度★★★★★

导致腰椎间盘突出最直接的原因就是腰椎间盘受力增加。弯腰搬重物会突然加大腰椎间盘受力，而慢性咳嗽、便秘会使腹压增加从而加大腰椎间盘压力，腰椎间盘通过薄弱区域突出。

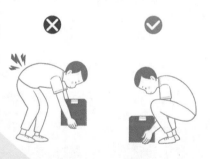

搬重物时先蹲下身体，尽可能地将重物靠近身体，利用手臂举起重物至大腿中间，然后保持背部笔直站起，起身后重物要尽量贴近身体。腰部损伤的患者尽量避免弯腰搬物。慢性咳嗽、便秘的朋友应抓紧时间针对病因进行治疗。

128

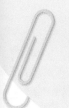

你的腰椎间盘
"出轨"啦！（下）

虽然腰椎间盘突出症不要命，但是坐着也疼，走路也疼，是极其痛苦的，对人的精神打击极大！很多患者因此不能上学、上班，严重影响了正常的社会生活。临床上，经常有患者问我："付医生，我会不会瘫呀？"我可以告诉大家，腰椎间盘突出症导致瘫痪的概率非常小，一般情况下经过积极治疗，是不会造成瘫痪的。

腰椎间盘突出症最主要的病理变化是突出的腰椎间盘对神经根的压迫。如果压迫加重时，可出现神经麻痹、肌肉瘫痪。这种情况多见于第四腰椎和第五腰椎之间的椎间盘突出，主要表现为足下垂，肌肉力量减弱。而这些局部肌肉的麻痹，经过有效的治疗后会得到明显的缓解，不会造成瘫痪。

但如果腰椎间盘突出症患者出现肌肉力量下降、肌肉萎缩、神经麻痹等症状，说明神经已经开始失去对肌体的控制，如果保守治疗无效，就应该尽快手术，不要犹豫。

❶ 椎间盘已经"出轨"，是切还是留？

面对腰椎间盘突出症这种附骨之痛，很多人必欲除之而后快。有一个病例我至今想起来还感到非常可惜。

一位 32 岁的网络工程师，得了腰椎间盘突出症以后在我们医院保守治疗了 2 周，效果还没有显现，后来就再也没有见到他。3 个月以后他又来到医院，原来他把椎间盘切掉了，但是腿还是疼，又回来找我们治疗。

我告诉过他手术的指征是：保守治疗半年以上无效，出现大小便不能控制，肌肉力量下降、肌肉萎缩，甚至是足下垂等情况。现在三条指征都没有，怎么就这么着急切了，实在太可惜了。

他说他查到网上说这个病最终都要做手术，而且保守治疗也不能让椎间盘恢复到从前，与其晚做不如早做。

实际上这个小伙子的问题也是很多患者的一个认知误区。

临床保守治疗的目的是让突出的、像胶冻一样的髓核快点缩水变干，减少对脊髓和周围神经的压迫。如果实在解决不了，那只能用手术这种"暴力"手段把它抠出来。

但不是解决了椎间盘就可以偷着乐了，因为手术之后问题也跟着来了。即使是创伤比较小的微创手术，也只是将压迫神经的那部分突出椎间盘取出，并不能将腰椎间盘变回完全正常的模样。而开放性的大手术即使给你植入人造椎间盘，腰椎的活动度还是会降低，因为人造椎间盘会造成上面和下面的椎间盘压力会增加，下次"突出"的就是其他的椎间盘。

手术只是一个选项，一个迫不得已的选项，由此带来的椎间盘退变加速、间盘塌陷、骨赘增生、椎管狭窄等情况也更容易发生。

况且，手术只是整个腰椎间盘突出症治疗的第一步，术后需要长期的保守治疗。你可能也会像这个年轻朋友一样，术后还要找我们进行养护。

2 为自己护"盘"

腰椎间盘突出症可以说是一种关系到一个人一生的疾病。治疗效果是好是坏，结局如何，不仅在于治疗的手段，更多的在于患者个人的认知和日常养护。

很多老北京人小时候都听过一个故事，小孩到地里干活说自己腰疼，他爸就说他："小孩哪有腰啊！"小孩说："那我这里叫什么呀？"他爸说："你那个叫半截子。"

中医认为腰为肾之府，腰疼都和肾有关系，所以这个故事告诉我们的是，小孩没有肾虚，所以就不应该有腰疼。但是很多年轻人就纳闷了：我这么年轻肾就虚了吗？

《黄帝内经》说："肾者，作强之官，伎巧出焉。"现在的年轻人体力劳动少了，肢体活动也少了，"作强"的机会不多，肾的功能在该增强的时候增长得不够，而天天从事技巧类的脑力劳动又过多，无形中却在消耗肾气，这造成现在得腰椎间盘突出症的年轻人不断增多。所以平时要注意，有目的的功能锻炼就是在增强我们腰部的力量，也是在增强我们的肾气。

腰椎间盘一旦突出是不可恢复的，最好的治疗是锻炼，让腰椎间盘突出症尽量少发作或不发作是我们追求的目标。强壮的腰肌就是对椎间盘最好的保护。走路、游泳都是很好的锻炼项目，但要掌握好度，应当以锻炼后感觉不累，第二天早晨也感觉不累为标准。比如走了 1 000 米，感觉有点累了或者当时没感觉，但第二天早上感觉疲惫，下次就走 900 米，等身体适应了再慢慢加大运动量。

③ 腰部抻筋三式

腰部抻筋三式是腰椎间盘突出症的解压操，有助于改善血液循环，减少代谢产物堆积，坚持训练，可以有效缓解腰椎间盘突出症的腰疼、腿疼症状。

❶ 抱膝叩承扶穴

仰卧位，患侧屈膝屈髋，对侧手扶住膝关节，患侧手握空拳叩击承扶穴 10 次，反复操作 3 遍。

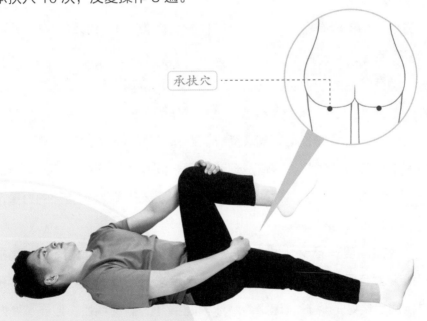

承扶穴

注意 动作因人而异，如果够不到可只做抱膝。

❷ 屈髋叩环跳穴

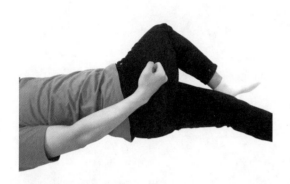

侧卧位，以左侧卧为例，左下肢伸直，右下肢屈曲90°，身体微后仰，右手握空拳叩击臀部外侧环跳穴区域15遍，以局部酸胀为度。

注意 叩击时臀部要放松，叩击动作要有弹性。

❸ 抱膝压腿

仰卧位，双手抱住一侧膝盖，另一侧大腿尽力往对侧胸口靠，比如抱住左膝盖，抬起右腿，让右腿尽量贴近左侧胸口，坚持10秒钟，做完一侧再做另一侧，反复操作5遍。

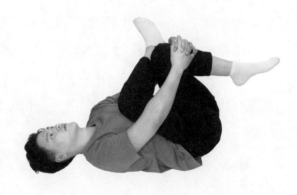

注意 年纪大的人如果做不了这个动作，可以改为抱住双腿向腹部屈曲。

付医生『小贴士』

　　腰椎间盘突出症是一种慢性病，不是一两天内突然患病的，也不是一两天内就能恢复的。能否恢复，一要看自身的身体素质，腰椎间盘突出的位置、压迫的程度、神经损伤的情况；二要看养护情况，是不是久坐，有没有负重等；三要看康复训练。除了上文给大家介绍的那些基本动作，建议平时可以进行挂单杠、游泳、瑜伽一类的不负重锻炼，锻炼时要循序渐进。

　　对于很多年轻的腰椎间盘突出症患者来说，除了疾病本身所带来的痛苦，更多的是疾病给他们内心带来的恐惧，或者对未来生活的忧虑，所以家人朋友的鼓励必不可少。对于腰椎间盘突出症，大家要坦然面对、不断适应、和谐共存，通过一点点改变自己，改变它，让它不发作或少发作，或发作时症状没那么严重，这才是预防和治疗的目的。

第 5 章

运动时间，
这些腿部问题必须注意

　　我们身体的任何一个器官一旦使用过度，就会出现提前退化。俗话说"人老腿先老"，从我们人类祖先站起来的那一刻起，我们的大腿、小腿、膝关节、足踝关节，就注定是最辛劳的身体部位。它们一旦出现损伤，人生的千里之行就此停步，生活的半径由此困于斗室之中。

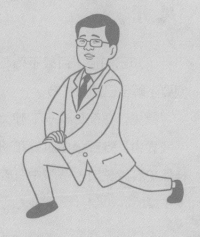

　　爱护身体，应从避免损伤腿部关节开始，从本章我教你的"小动作"开始，坚持下去，让腿脚无忧。

都说运动健体，
膝盖却不"同意"

"卡路里，卡路里，燃烧我的卡路里……"现在健身已经成为很多年轻人生活中的一部分，"A4 纸量腰""反手摸肚脐""锁骨放口红"等网红身材展示法也应运而生。

二十七八岁的小吴也是一个爱美的女生，由于之前买衣服被同伴嘲笑，立志健身减肥，别人一周练 3 天，她练 7 天，别人每次练 1 ~ 2 小时，她练 4 小时。值得开心的是，小吴的确减肥成功了，但悲剧的是，小吴的腿后来却出现了上楼梯膝盖酸痛的症状。更严重的是，公司团建去爬山，第二天回来她的膝盖就肿了。

小吴还这么年轻，怎么膝盖就不行了呢？

❶ 膝关节，你真的懂它吗？

"知己知彼，百战不殆"，要想知道膝盖出了什么问题，我们必须要了解自己的膝关节。

首先，要简单说一下膝关节的结构。膝关节包在一个充满液体的滑液囊中，各部分由肌腱和韧带系在一起，前有坚固的髌骨像盾牌一样保护着膝关节，空隙中有软骨衬垫，使股骨不与小腿的腓骨和胫骨发生摩擦。

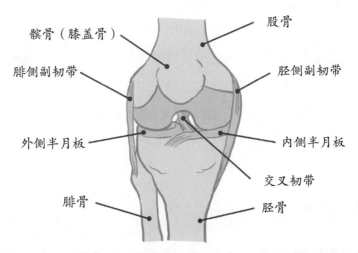

髌骨（膝盖骨）

股骨

腓侧副韧带

胫侧副韧带

外侧半月板

内侧半月板

交叉韧带

腓骨

胫骨

其次，就要说到膝关节的负重，这个自然与我们平时的动作相关。当我们平躺时，膝关节的负重几乎为零；走路时，膝关节负重是正常体重的 1 ~ 2 倍；跑步时，负重达到正常体重的 4 倍；蹲下或者跪地时，负重则高达正常体重的 8 倍。

因为膝关节是我们人体运动过程中用得最多、负重最大的一个关节，所以很容易出现问题。就像手机用久了不清理容易卡顿，机器用久了不保养容易生锈一样，我们的膝关节也是人体的一个重要"零部件"，长期使用不当也会出现损伤和老化。

2 膝关节很脆弱，运动需谨慎

通过上面的解释，相信大家对自己的膝关节都有了大致的了解。很多朋友在进行跑步、深蹲、登山或其他运动时都出现过膝盖疼的情况。据美国运动协会的调查数据显示，55% 的运动损伤都在膝盖，膝盖是身体当之无愧的最易受伤部位，而 26% 的成年人都有过膝盖痛的经历。膝盖一旦损伤，连正常走路都会受到影响，什么减脂塑形计划也就全成了空谈。想要运动时尽量减少对膝盖的损伤，就要注意选择运动量合理的运动项目，同时学会标准的姿势。

下面为大家详细讲解几种常见运动对膝关节的损伤。

登山

登山是时下流行的运动方式，但是上山时膝关节负重等于自身体重，而下山时，膝关节承受的力可达体重的 5 ~ 7 倍，这无疑加大了对膝关节的损伤。因此，虽然爬山是一种不错的锻炼方式，但它对膝关节并不友好。爬楼梯锻炼也同理。

对于健康人而言，登山时准备一根登山杖能够有效缓解膝盖的压力；而对于那些膝盖已经受伤或患有髌骨软化症等膝关节疾病的朋友，则应尽量避免做下山、下楼梯等运动。建议上楼可以爬楼梯，下楼尽量乘电梯，不是为了偷懒，是为了保护我们的膝盖。

髌骨软化症，全称为髌骨软骨软化症，包括因软骨的肿胀、碎裂、脱落和腐蚀等病变而产生的一系列症状。常表现为膝关节前侧疼痛，久坐起立或下楼、下坡时疼痛加重，腿打软，关节怕凉，或膝关节反复肿胀、积液等症状。若未及时治疗，后期将形成骨性关节炎。

跳绳

跳绳是一种有助于提高心肺功能、活血醒脑、活跃思维的有氧运动。有些朋友认为，跳绳时跳得越高、甩动越大，运动效果越好，其实不然。

跳绳时，膝关节上下的骨性组织会形成局部的撞击，如果双腿蜷起跳得很高，下落时冲击力也就更大，会加快膝盖的损伤。

跳绳时最好踮脚跳，同时跳跃幅度不宜过大，运动强度和时间也要注意。虽然跳得高看似运动量更大，但长期过量运动，恐怕就会因为膝盖疼痛再也跳不起来了。

每天 1 万步

不知不觉，每天的行走步数截图占据了很多人的朋友圈，每天走1万～2万步晒一晒，感觉很有面子，大家就都知道我是"运动达人"。但每天走1万～2万步真的对身体好吗？

其实并没有那么简单。正常人一天行走1万步，膝关节至少要经历1万次摩擦。如果过量运动，或者运动时膝关节弯曲程度过大，那么膝关节的磨损就会更严重。美国运动医学学会建议普通人每天步行5 400～7 900步就可以达到增进健康的目的，而身体虚弱的人每天走5 400步即可，至于身体健康状况良好的人则可以适量增加步数。

太极拳

太极拳是中华民族传统的健身方式，以往我们看到的多数是老年人在练习。现在，很多人将太极与瑜伽、舞蹈等结合起来，吸引了许多年轻人。

但很多年轻人练习时总想一下子就都学会，练得比较急，而太极拳的大部分动作是在半蹲位完成的，因此，急于求成的练习很容易造成膝关节损伤。由于膝关节本身承受的压力较大，大多数年轻人平时又缺乏锻炼，肌肉力量不足，关节的稳定性本身也差，在练习中极易损伤膝关节。

这里要再次强调膝关节的受力，因为自身体重越大，膝盖的受力也越大，所以膝关节不好的人一定要控制自己的体重，甚至要减轻自身的体重，当体重减轻了，膝关节疼痛自然就缓解了。

３ 爱护膝关节，从护膝三式开始

走路也好，爬楼梯也罢，都是我们生活中无法避免的活动，既然不可避免，我们只能设法在活动时将膝关节的损伤降到最低。如果走路、爬楼梯后觉得膝关节累了，到家坐下来后，可以练习下面三个动作，它能有效缓解膝关节的疼痛，减小膝关节的损伤。

【护膝三式】

❶ 推敲腿部

身体正坐，以掌根用力，推大腿外侧、前侧、内侧，大约操作 3 分钟。

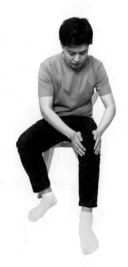

身体正坐，一侧膝关节屈曲，用对侧手扶住膝关节，脚部自然下垂，同侧手握空拳，从臀部开始，沿大腿外侧中线，一直叩击到踝关节上方，每侧叩击 10 遍。

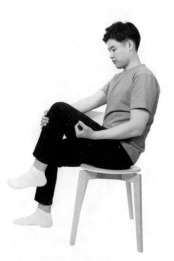

 叩击时，在肌肉丰厚处须稍用力，以有酸胀感为宜，以此充分放松软组织。靠近关节处则叩击用力要轻，以免损伤骨质。

❷ 抓髌屈伸

取坐位，膝关节伸直，脚部放松，同侧手五指抓住髌骨，食指、中指二指扣住内、外膝眼，无名指、小指扣住髌骨外侧，拇指扣住髌骨内侧。

吸气时，手抓髌骨向上提，膝关节顺势缓慢屈曲；呼气时，五指放松，膝关节还原伸直状态。

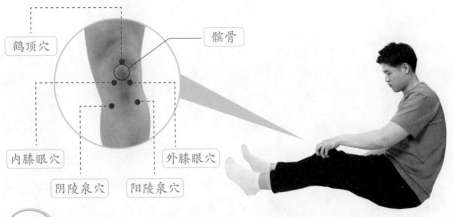

鹤顶穴　　髌骨

内膝眼穴　　外膝眼穴

阴陵泉穴　阳陵泉穴

注意　抓提在先，顺势弯曲在后，形成抓提向上的状态。

❸ 持腿晃足

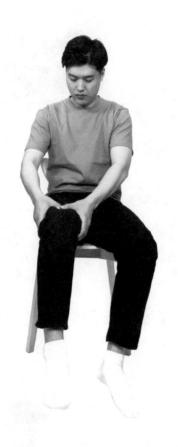 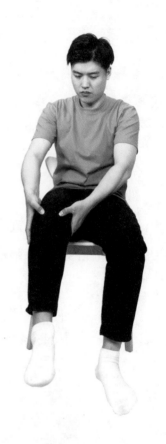

　　身体正坐，双手合抱膝关节两侧，将脚抬高离地，双手拇指用力按住髌骨上方鹤顶穴不动，小腿主动前后晃动 30 秒钟。

　　接上式，双手拇指用力按住内、外膝眼穴不动，小腿主动前后晃动 30 秒钟。

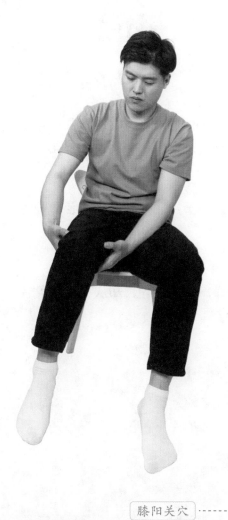

接上式，一手拇指轻轻按住曲泉穴，另一手拇指轻轻按住膝阳关穴，小腿做小幅度的内旋、外旋共30秒钟。

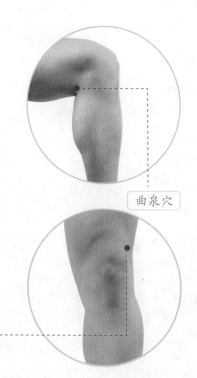

曲泉穴

膝阳关穴

注意 整个动作过程中，小腿要放松，踝关节要放松，脚要自然下垂。

美腿可以秀，
但膝盖真的"伤不起"

爱美是人的天性，婀娜的身材、美丽的脸庞、鲜艳的花朵、好看的衣服，总是能吸引更多人的眼球。天气变冷了，很多人为了保持自己的美，常常光腿出行。

家人总是担心，忍不住叮嘱两句："天冷了，多穿点，老了以后小心腿疼！"

"好，知道了，出门啦！"

然而，大部分年轻人并不领情，草草应付两句，却从不付诸实际行动。光腿出门是美丽动人，可你的膝盖，它还好吗？

⬡1 冬天光腿的代价——膝盖"生锈"

风度 OR 温度？

"付老师，我左膝盖疼，最近都不能下蹲了，每次下蹲都要先弯下右腿，左腿再慢慢地探下去，左膝关节变得特别僵。您说我这可怎么办啊？"

问我的是我们科室里的一位学生小李，她今年 22 岁，她的膝关节疼早就在我意料之中了。

"早就说了冬天多穿点，谁让你冬天只穿一条裤子，这都是你自找的啊！"我无奈地回答道。

有一种思念叫望穿秋水，有一种寒冷叫忘穿秋裤。小李这不是忘穿，是"要风度不要温度"！听科室里的小孙说，她每次生理期也会痛经，经常找他治疗。小姑娘爱美，生怕多穿些显胖，这下可好，膝关节疼、痛经统统找上门来。

"你本来就有痛经，以后再这么穿，看你痛经加重怎么办！"

"不了不了，再也不了，我明天就穿厚裤子。"

吃一堑长一智，第二天小李不仅乖乖地换上了厚裤子，还戴上了护膝。

"哟，今天还穿上了护膝啊，不怕显腿粗了？"

小李不好意思地笑笑，回答道："我这就是不听老人言，吃亏在眼前。谁让它疼呢？粗就粗吧，保命要紧，身体才是革命的本钱！"

有一种冷，叫父母觉得你冷，但有多少人像小李一样"不听老人言"呢？在我看来，实践是检验真理的唯一标准，"治"这些人最有效的办法，还是要靠他们的身体，让他们自己感受感受什么叫作：有一种冷，叫膝盖觉得你冷！

膝盖怎么"生锈"了？

其实，小李的膝盖已经得了膝关节骨性关节炎。这是一种退行性关节疾病，会出现膝关节慢性关节疼痛、僵硬、活动受限等症状，就像膝盖"生锈"了一样。低温环境中，保暖不足是诱发膝关节骨性关节炎的重要原因。

首先，膝关节长时间暴露于低温环境中，会引起关节僵硬和关节灵活度下降，增加关节软骨损伤的风险；其次，低温刺激还会使膝关节中滑膜囊分泌的润滑液减少，增加膝关节炎的发病概率。由此，年轻的膝盖早早"生锈"也就不足为奇了。

近些年，膝关节骨性关节炎的发病人群呈低龄化趋势，像小李这样的年轻人真是为这种低龄化趋势做出了极大的"贡献"，功不可没。

2 父母的"天气预报膝"

"我的膝盖今天开始疼了，明天肯定要下雨，你明天多穿点。"我们经常会听到父母或者家里的其他长辈这么说。长辈的膝关节像尽职的天气预报员，从不漏报每一个阴雨天。不仅仅是下雨天，只要是阴冷潮湿的天气，他们的膝盖也都会准时播报。这类膝盖，往往都被一种叫作"膝关节炎"的病所困扰。

是什么让膝关节摇身一变，成了天气预报员？

中医将关节炎称为痹证，是由风、寒、湿三气侵入人体经络导致经络痹阻而引起的，具体表现为关节的疼痛、沉重、僵硬等。每当风雨欲来，空气中湿度增加，体内的湿邪之气被诱动，就会引发病变部位疼痛难忍。

研究人员在探讨天气变化对类风湿关节炎（关节炎的一种分型）患者疼痛部位影响时发现，人体关节对温度、湿度变化的反应比皮肤还要敏感，所以关节部位更容易在天气变化时发病或病情加重。

除了外在的天气变化让膝盖不适，体内的诸多问题更是让膝盖内外交困。俗话说："人是铁，饭是钢，一顿不吃饿得慌。"膝关节也需要营养，如果外边是"冷冷的冰雨在脸上胡乱地拍"，里面则是本来通往膝关节的营养被体内的邪气"半路打劫"，或是干脆被不通的经脉堵在了远离膝盖的地方，膝关节的"内心"几乎是崩溃的。

会哭的孩子有奶吃，膝关节当然也懂这个道理，于是它奋起反抗——这腿的主人可不就疼得坐立不安了。然而，这"呐喊"传到大脑中，主人却没听懂，只是吐槽着即将到来的雨天。久而久之，被忽略的膝关节就会彻底"罢工"。

读到这里，我也建议你站起来活动活动，最好能照照镜子，看看身材，再摸摸膝盖，想想上个冬天的着装，回顾一下自己最近的饮食，你的膝盖还"伤得起"吗？

③ 温经三式，护膝瘦腿两不误

既然这伤不起的膝盖已经"闹情绪"了，就不能置之不理，要防患于未然。在天气不好时，有膝关节炎或膝关节外伤史的患者一定要注意膝部的保暖，防止膝关节受凉，同时要戴上护膝。

除了杜绝外患，更要解决内忧。中医有两句老话，"正气存内，邪不可干""真气从之，病安从来"。如果膝关节附近的血运丰富、气血充足，就像军队有了充足的粮草和后勤保障，自然有能力对抗"外敌"的入侵。

所以，不妨每天晚上追剧、看小说的时候顺便按摩一下膝盖周围的经络，打通体内的"粮草高速路"，让膝盖那颗被冷落的心再次暖起来。悄悄告诉你，腿粗往往也与内侧脾经和外侧胆经的瘀堵有关，每天推脾经、敲胆经，不仅能保护膝关节，还能帮助身体排毒，顺便瘦瘦腿。

【温经通脉三式】

❶ 擦热双膝

身体正坐，双手全掌按照膝上大腿、膝关节两侧、髌骨下方的顺序快速擦热膝关节。

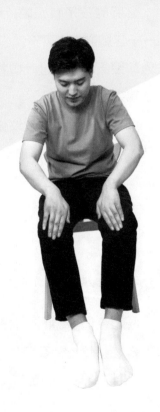

 擦时来回擦动，使膝部快速发热，皮肤干燥者可以稍微抹一点润肤油。疼痛比较明显者可以用一些有止痛或活血化瘀功效的外搽剂。

❷ 交替勾踢

身体正坐，将双足平放在地上，右腿缓慢抬起直到膝关节伸直，然后脚向后勾到极限处，保持 5 ~ 10 秒钟，再慢慢放下。双腿交替进行，反复练习 10 ~ 20 遍。

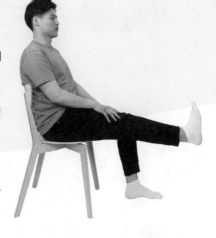

 脚部先踢后勾，动作要缓慢进行。

❸ 顿踵叩腿

立正站直，双手握空拳放在臀部两侧，吸气时缓慢将足跟抬至极限。

屏气保持抬足跟动作不变，叩击臀部两侧环跳穴、居髎穴 5 次，呼气同时足跟顿地，重复做 10 遍。

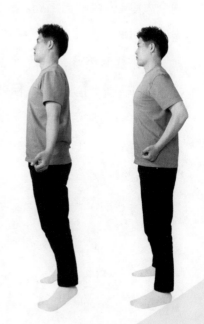

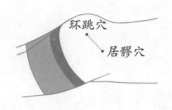

环跳穴
居髎穴

 足跟上抬到极限处后开始叩击，叩击停止后下落顿足。

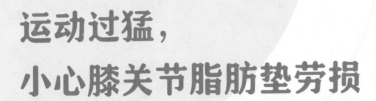

运动过猛，
小心膝关节脂肪垫劳损

　　小周是一名公司职员，今年 33 岁，平时和她妈妈一样，特别喜欢踢毽子。她妈妈是小区花样踢毽队的队长，小周从小就和妈妈一起踢毽子，现在工作之余还是喜欢踢毽子锻炼身体，很多漂亮的技法还是她和妈妈一起设计的。

　　最近小周特别郁闷，因为她不能踢毽子了。她的膝关节下面肿了两个大包，而且膝盖疼痛。走平路时还稍微好点，上下楼梯时疼痛加重，踢毽子时伸腿去够毽子，膝关节也会出现疼痛。

　　她来找我就诊，一照 X 线片，发现是膝关节退行性病变，那两个鼓包是髌下脂肪垫损伤，目前的症状都是由脂肪垫的无菌性炎症引起的。经过一段时间的治疗，虽然小周的膝盖不疼了，但膝关节的退变是不可逆转的，以后膝关节只能省着点用。我告诉她别再踢毽子了，得换别的锻炼方法。

　　那么，髌下脂肪垫的损伤究竟是怎么回事呢？

❶ "三面受气"，髌下脂肪垫不容易

　　上面我们提到的踢毽子是一项竞技性和娱乐性都比较强的运动，

对全身的协调性要求很高，也是我们小时候喜欢的娱乐活动之一。

人在双腿站立的时候，膝关节承受了上半身所有的重量。我们踢毽子时一般只用一条腿踢，另一条腿作为支撑，这样会把身体重量都压在支撑腿的膝关节上。开始踢毽子的一瞬间，向下的爆发力和扭腰带动的旋转力会给支撑腿的膝关节造成磨损，久而久之便会造成退行性病变。由于踢毽子动作单一，也容易造成反复起踢的那条腿的膝关节侧副韧带和同侧臀部肌肉损伤。

此外，我们还要讲一个特殊的角色——髌下脂肪垫。

如果说半月板是膝关节的减震弹簧，那髌下脂肪垫就是膝关节的减震防摩擦软垫。它位于膝关节前部，处在髌骨、髌韧带、股骨下端以及胫骨上端的三角形夹缝里，可起到减少髌韧带和骨关节面摩擦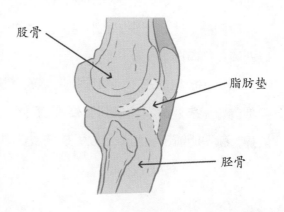撞击的作用。不论跑、跳、走都要靠它来减缓膝关节震动，特别是在完成下台阶等动作时，它所承受的压力更大。

处在夹缝里的髌下脂肪垫"三面受气"。如果人太胖脂肪垫比较厚，或者膝关节附近肌群的力量不够，做剧烈运动向前伸膝时，脂肪垫就可能被卡在关节间隙里，导致挤伤。如果脂肪垫被反复挤压摩擦，还会导致水肿、出血、肥厚，与髌韧带发生粘连。临床表现便是，患者自觉膝前疼痛或酸痛，做压腿等膝关节过伸动作或上下楼梯时膝关节疼痛加剧，膝关节伸展活动度也会减小。

② 自诊髌下脂肪垫劳损

正常的髌下脂肪垫在体表是看不出来的，但如果出现劳损、增厚，我们可以在内、外膝眼两个位置，分别摸到一个圆形的硬结，叫作膝眼筋结，也就是髌下脂肪垫增厚的部分。

膝眼筋结比较严重的人，通过膝盖外观就可以观察出来，大家可以把膝关节伸直看一看。

如果在放松状态下，膝眼是凹陷的，说明你的膝关节还可以；如果你的膝眼鼓起来了，摸到了硬硬的筋结，并且按压时还有些刺痛、酸痛，就说明髌下脂肪垫已经劳损并慢性增厚。

③ 通膝解结三式

膝关节是人体最复杂的关节之一，从此处通过的经脉容易在此处瘀堵，经气不通化为筋结。"结者散之"，我们可以通过通膝解结手法来散结止痛。

❶ 抠髌减压

坐在垫子上，膝关节伸直，一手拇指抠住髌骨内侧骨缝，其余四指抠住外侧骨缝，五指相对用力做前后方向的小幅度滑动，以微觉疼痛为度，反复操作30秒钟。

然后五指用力上提髌骨，同时膝关节顺势微微弯曲，反复操作5遍。

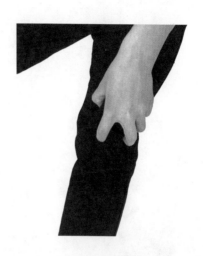

注意 指甲不能太长，单手力量不足的，可以双手相叠操作。

❷ 按揉膝眼

身体正坐，一腿屈曲，双手握拳，食指指间关节顶住两侧膝眼穴，脚部自然立于地面，双手食指关节做缓慢地环旋按揉30秒钟。

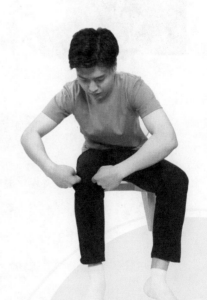

注意 按揉时，膝关节放松，如按揉中疼痛难忍，可以点住不动，静息3秒钟后继续。

❸ 绷腿增力

坐于垫上，下肢伸直，患侧膝下垫枕头，中指弯曲按住髌骨正下方韧带，食指、无名指分别按住两侧膝眼穴，缓慢伸直膝关节到极限处。

同时，三指向大腿方向微微拉髌骨，以膝眼下出现酸胀感为度，保持 5 秒钟，放松 3 秒钟，反复操作 10 ~ 15 遍。

注意 根据个人情况，循序渐进地增加每天的练习量。

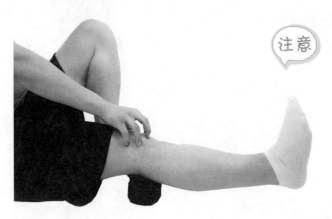

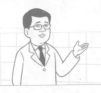
付医生『小贴士』

当你老了，你将与你的膝关节"荣辱与共"，只有好的膝关节才能陪你走完漫漫人生路。髌下脂肪垫的劳损是膝关节开始退化的标志，千万不能掉以轻心。从你觉得下台阶时膝关节微微有疼痛那一刻开始，就要时刻注意养护好你的膝关节。

频繁腿软，
不是胆小而是力气小

　　小张是在我们科室实习的一个学生，每天都坐公交车来医院。有一天他跟我说："付老师，我今天下车时突然感觉膝关节吃不住劲了，两腿发软，幸好我赶紧把手撑在花坛的栏杆上，要不然就摔倒了。"我问他现在腿怎么样，他说感觉没事了，就是有点发软。

　　年轻的小伙子怎么会腿发软呢？

❶　腿发软是怎么回事？

　　发生在小张身上的这种现象俗称"打软腿"，又称"腿打软""膝盖打软"。难道是小张的膝盖出现了问题？

　　其实问题不在膝盖本身，而是膝关节的最主要力量来源——股四头肌出现了萎缩或筋结，导致大腿的肌肉力量减退，这是膝关节退化的前兆，也是很多膝关节疾病的早期症状。

　　这里给大家科普一下，我们的大腿前侧有一块人体最大、最有力的肌肉之一——股四头肌。"在其位谋其职"，作为人体中最大、最有力的肌肉之一，股四头肌的作用就是帮助我们行走，让身体保持直立的姿势，并且负责小腿的伸直和膝关节的屈伸。

　　如果股四头肌没有力量，会发生什么呢？其实就会出现小张的情况，严重时上下楼梯都会觉得无力，甚至出现膝关节疼痛。

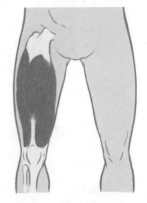

"人是铁，饭是钢，一顿不吃饿得慌"，我们的肌肉也一样，"饿了"就会没有力量，而导致肌肉"饿了"的主要原因就是缺乏锻炼。比如，不经常锻炼的人爬山时间长了会腿抖，也是股四头肌无力的表现。如果股四头肌长时间缺乏锻炼，股四头肌肌筋的髌骨两侧就会出现筋结，那时就不是打软腿了，就该关节僵硬，腿打弯都费劲了。

> 如果打软腿频繁，比如天天都发生；或屈膝疼痛；或上下楼梯不便，那可能会有其他器质性病变，需要及时就医，以免贻误诊疗时机，使病情加重。

有研究发现，股四头肌力量每增加20%～25%，膝关节骨质疏松的危险就会降低20%～30%。为了保证身体各部分肌肉的正常机能，我们需要每天至少适度运动30分钟，每周至少运动5天。最有益膝关节的运动包括以下几种。

游泳、散步、慢跑——有氧运动，对膝关节冲击力极小，可互相结合。

太极拳——有益全身，可拉伸肌肉群，改善肌腱及韧带。

瑜伽——增强身体核心肌肉群和腿部肌肉力量等。

做这些运动时，请各位读者一定结合自己的身体情况适度适量地进行。

② 打铁还需自身硬——强膝三式

前文我们也提到膝关节是人体最复杂的关节之一，涉及很多结构，损伤后引起的疾病也比较复杂，往往不是单一损伤。但不管出现什么问题，根本原因都是膝关节附近肌群的力量还不够强大，无法保持膝关节的稳定性，难以胜任站立、行走、跑、跳等运动任务。

打铁还需自身硬，不管是膝关节疾病的治疗，还是预防，增加腿部力量都是重中之重。如果你不愿意出门运动或时间有限，就用下面几个"小动作"锻炼起来吧。

【强膝三式】

❶ 靠墙静蹲

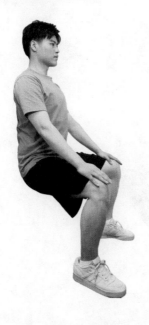

两脚开立与肩同宽，肩、背、腰、臀紧贴墙壁，膝盖弯曲，小腿与地面保持垂直，找到自己能承受的最低高度，静息不动，以大腿感觉酸胀微抖为度，一般坚持 30 ～ 120 秒钟，休息 30 秒钟，重复 3 ～ 5 遍。

 小腿与地面保持垂直，膝盖正对脚尖。年轻人可以蹲得低一些，坚持时间长一点；老年人可以蹲得高一些，时间短一点，一定要循序渐进地增加锻炼时间和强度。

❷ 争力强膝

（1）内收外放

身体正坐，小腿与地面呈90°，把一个空矿泉水瓶放在两腿之间，双腿尽量内收夹紧，到极限处后，持续对抗 10 秒钟。

再将双手放在大腿外侧，双腿外展，双手内收，持续对抗 10 秒钟，反复操作 20 遍。

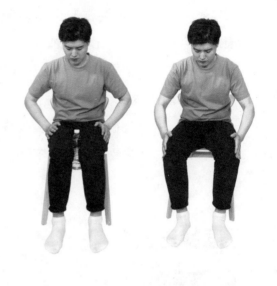

 注意 对抗以肌肉出现轻微抖动为限度。

（2）双足争力

身体正坐，双足跟交叉，下腿向前伸，上腿往下压，相互争力坚持 10 秒钟，双腿交替反复操作 20 遍。

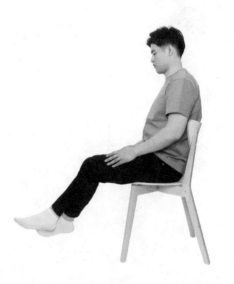

 注意 操作时要缓慢加力直到极限。

❸ 抓髌踩瓶

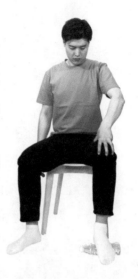

身体正坐，小腿与地面呈 90°，一脚脚底放一个空矿泉水瓶，同侧手掌压住髌骨，中指正对髌骨正下方髌韧带，食指和无名指分别放在两边凹陷的内、外膝眼上，小指、拇指放在大腿两侧。

呼气时脚用力下踩瓶子，同时五指内扣抓住髌骨略向上提，相对用力保持 3 秒钟，吸气时放松，左右交替，反复操作 15 遍。

 操作时，下踩和提髌要同步。

 付医生『小贴士』

控制体重，就是给我们的膝关节减负的最好办法。相关研究表明，体重每增加 1 千克，步行和跑步时膝关节承受的压力就会分别增加 3 千克和 10 千克。

肥胖症会加速膝关节的软骨磨损，也是骨质疏松症的最大风险因素之一。因此，减掉多余体重（特别是脂肪），可以大大降低严重膝关节疾病的发生率。美国国立卫生研究院的一项研究发现，体重超标者减肥 11 磅（4.95 千克），可以使患骨质疏松症的风险降低 50%。

小腿抽筋，
都是因为缺钙吗？

29岁的小王是一位特别时尚的白领，每天上班都是她的"时装秀"。过膝的短裙、高跟鞋是小王上班的必备。但小王有件烦心事，从4年前开始上班后，夜间睡觉就偶尔会小腿抽筋，一开始小王并没有认真对待，认为是缺钙引起的，平时补充点钙片就没太在意了。近2个月来，小王夜间小腿抽筋的症状出现得越来越频繁，甚至严重到影响睡眠。

到底是什么原因导致小王的小腿抽筋症状频发呢？

❶ 不要为你的小腿找"抽"！

小腿抽筋在生活中十分常见，年轻人小腿抽筋多发生在剧烈运动之后，还有的人则容易夜里抽筋。

小腿抽筋，医学上称之为腓肠肌痉挛，它是痉挛性疼痛中最常见的一种，其特点是腓肠肌突然发生强直性、疼痛性的痉挛。小腿抽筋大多是由缺钙、受凉、局部神经血管受压等因素引起的，发作时疼痛难忍，能在小腿肚摸到一个很大的痉挛性硬结，持续时间数秒至数分钟不等。

我们通常都认为小腿抽筋是身体在长个发育，缺钙导致的，缓一缓就过去了。其实不然，小腿夜间抽筋，不仅仅是因为"缺钙"，还可能是因为你缺少下面这几样东西。

缺"放松"

肌肉过度紧张与疲劳是小腿抽筋最常见的原因。一般在剧烈运动之后，最容易发生小腿抽筋。这是因为运动时，需要肌肉保持高度紧张的状态，随时做出相应的动作，而这种长时间的肌肉紧绷，会使得肌肉难以得到休息，很容易出现痉挛。

小王白天上班长期穿高跟鞋，使她的小腿肌肉长时间保持在高度紧张状态，这等于是在给她的小腿肌肉找"抽"的机会。右侧这张图能够更加形象地说明小王穿高跟鞋时的小腿肌肉状态。

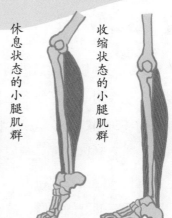

休息状态的小腿肌群

收缩状态的小腿肌群

因抽筋无法放松的小腿肌群

缺"保暖"

小腿着凉是小腿抽筋的另一大原因。气温降低时，小王依旧是穿着过膝的裙子加一条薄薄的打底裤。小腿长时间暴露在低温环境中，就会刺激大脑发出信号，引起腿部肌肉强烈收缩和血管突然痉挛，导致肌肉供血不足，从而引起小腿肌肉痉挛。你看看，小王又给小腿找到了"抽"的机会。

缺"饮水"

平时不爱喝水，又很爱出汗的人，小腿也容易抽筋。如果我们平时运动量大，出汗多，又没有及时补充盐分，就会使得体内液体和电解质大量流失。人体内的电解质，如钙、镁和钾，对肌肉维持各项正常机能有重要作用，如果缺失这些电解质，肌肉局部的血液循环不畅，就容易发生痉挛。因此，日常生活中大量运动后，一定要注意补充水和电解质。

缺"良好的睡姿"

有的人习惯俯卧睡觉，前文我们已经讲过这是一种非常不健康的睡姿，不仅会对心脏等脏器造成压迫，还使脚面被迫抵在床上，导致小腿肌肉长时间处于被动放松状态，供血不足，从而引起抽筋。

还有的人睡觉喜欢将被子捂得紧紧的，尤其是在仰卧的时候，被子可能压住足部，使小腿肌肉和足底肌肉长时间紧绷，也很容易导致小腿肌肉痉挛。

除了以上几种情况，还有一些特殊的人群也容易小腿抽筋，比如孕妇。在怀孕期间，胎儿生长会对孕妇血管和神经造成压力，造成下肢血液循环不良，导致小腿抽筋。同时，孕妇容易体液失衡，间接导致电解质失衡，使得小腿抽筋发生。所以怀孕期间需要适量补充钙、镁等。

老年人运动神经元数量少，静止状态下抽筋也很常见。此外，老年人更容易发生心脑血管动脉粥样硬化，血液循环不畅，下肢局部组织缺血缺氧，从而导致抽筋。

2 拉伸三式，快速止"抽"

中医将肌肉痉挛称为筋缩，就是肌肉的挛缩。顾名思义，既然小腿发生"筋缩"，我们把"筋"拉伸开，症状就能很好地得到缓解。请跟我一起练习下面几招"小动作"，再也不怕小腿抽筋！

【拉伸止痉三式】

❶ 拉足压膝

当发生小腿抽筋时，需要我们反其道而行之。具体来说，就是抽筋的时候要放松，然后慢慢伸直脚。

用一只手握住抽筋一侧的脚趾，用力向躯干的方向拉动，同时另一只手向下压住膝盖，使腿伸直，这样小腿肌肉就会得到拉伸，重复上述动作，至小腿复原为止。

然后按揉小腿肚，缓解抽筋带来的疼痛。

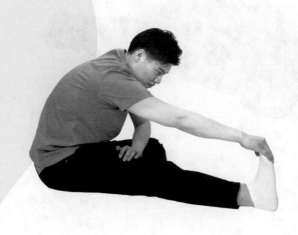

❷ "趾"点承山

　　将健侧大脚趾放在痉挛的腿的承山穴下，然后利用痉挛的腿的重量点按承山穴，点按时痉挛的小腿会有酸胀或疼的感觉，坚持 60 秒钟左右，痉挛的症状会得到非常好的改善。

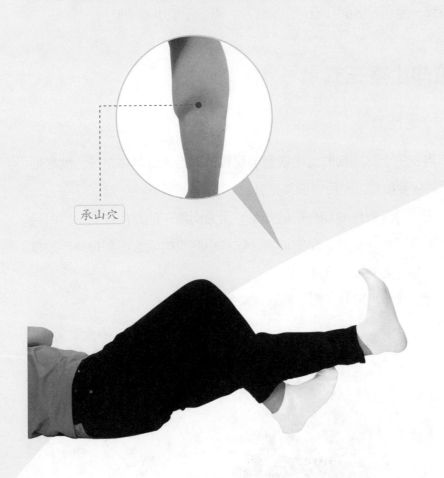

承山穴

❸ 双足互踩

痉挛侧的脚在下，脚掌抵住另一只脚的脚后跟，然后将在上的脚的足跟后压，同时痉挛侧的膝关节尽量放平，使痉挛的小腿肌肉有牵拉感，保持 10 秒钟以上，反复做 3～5 遍。

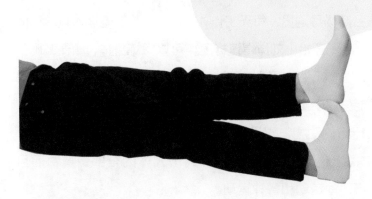

睡前做拉伸止痉三式 3～5 遍，可以有效预防小腿抽筋。

付医生『小贴士』

小腿抽筋不是病，发作起来却要喊"救命"。千万不要像小王那样，拖到影响日常生活时再来想解决的办法，也切不可忽视某一次突然发生的小腿抽筋，因为那或许是身体在向你发出信号，告诉你缺少某样东西啦！

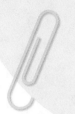

走路足跟痛，
当心这些足部疾病

小刘是一名商场导购员，每天工作 10 小时，除了吃饭，其他时间都是站着、走着。一开始小刘觉得这样工作可以锻炼身体，顺便减肥，但日子久了，却发现足跟吃不消，站立时只要用力踩到足跟，便疼痛难忍，但又不能失职于工作，难道要辞职吗？

人是站立行走的动物，双足（脚）是人体的重要组成部分，也是我们身体最劳累的部位之一。它几乎承载了人体的全部重量，而且还要负责每天不停地走动和各种运动。

足（脚）的损伤，往往跟职业有关。一些工作时需要长期站立的职业人群，比如教师、售货员等，就比较容易造成足部的损伤，可能导致跟骨骨刺、脂肪垫炎、跟下滑囊炎等常见足病。

① 都是足跟痛，病因大不同

老马足跟长了跟骨骨刺，听别人说踩石子效果好，就去公园踩石子，使劲一踩，"嗷"一嗓子。当时很疼，但是之后很舒服，坚持了一段时间，足跟痛的毛病好了。

老马的妹妹也有足跟痛的毛病，老马就强烈推荐她妹妹去踩石子。可她妹妹踩的时候疼得要命，她想起姐姐说的坚持一下，于是就坚持踩了一会儿，结果第二天足跟痛的症状反而更严重了。来医院检查，足部没有发现骨刺，但在足跟触及囊性的改变，发现是跟骨下滑囊炎。

同样是足跟疼，但引起的原因是不一样的。与足跟骨刺不同，跟骨下滑囊炎的足跟痛就不能进行强刺激，否则会加剧炎症反应，使疼痛加重。

怎样区分不同的足跟痛？

1. 足跟骨刺

足跟骨刺的足跟痛一般是早晨起床下地时，接触到地面的第一下特别疼，走一段时间后疼痛缓解，但如果长时间走路还会疼。

足跟骨刺是指脚后跟因种种原因造成软骨的磨损、破坏，促成骨本身的修补、硬化与增生，是一种自然的老化现象。

足跟骨刺即足跟骨质增生，其症状是足跟压痛，走路时足跟不敢用力，有石硌、针刺的感觉。活动后，症状减轻。

2. 跟骨下滑囊炎

在跟骨下滑囊炎发作的部位，局部皮肤一般会有潮红，体温也较周围高，会有明显压痛和质地变硬。严重时可以在跟腱上看到一个红色肿块，下地走路时只要压迫到炎症部位就会有疼痛感。

跟骨下滑囊炎是指滑囊的急性或慢性炎症。滑囊是结缔组织中的囊状间隙，是由内皮细胞组成的封闭性囊，内壁为滑膜，有少许滑液。足跟部共有3个滑囊，位于跟骨结节下方的叫跟下滑囊，穿鞋后帮过硬、过紧，活动量过多是造成跟骨滑囊炎的直接原因。

3. 足跟脂肪垫劳损

这种病症的足跟痛主要表现为走远路时足跟部酸痛，加软鞋垫后酸痛缓解。

足跟下面有厚厚的脂肪垫，其内部结构就像免充气

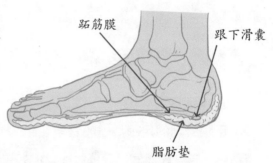

跖筋膜 　跟下滑囊　　脂肪垫

轮胎一样有很多小空泡，能起到减震的作用。但这些脂肪组织随着年龄增长会逐渐萎缩，当厚度小于5毫米时，走路时间长了就会出现酸痛。

经过上面的讲解，你也许觉得这几种足跟痛的问题比较容易鉴别，但临床复杂多变，不建议患者自己进行诊断。如果足跟痛持续一段时间没有改善甚至进行性加重，建议及时到正规医院检查，以便尽早明确诊断病因。

❷ 跟痛三式，帮你轻松站立

如果出现走路足跟痛的症状，一定要当心这些足部疾病。我们每

天都不可避免地要站立和行走，足跟为我们承受了巨大的压力，当你的足跟开始"求救"，甚至站立都很困难的时候，不妨跟我们一起练习下面三招"小动作"，可以有效"抚慰"你受伤的足跟，让站立、行走都恢复轻松。

❶ 足底碾球

正坐，足底放一个网球或一根圆棍，稍用力下踩，做前后方向的反复碾动2～3分钟。

 下踩时，不能太用力。

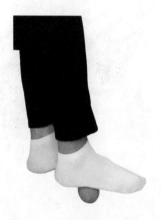

❷ 推刮足底

取坐位，一手握拳，用指间关节从前往后刮压足底约1分钟。

 操作时，可以在足底涂抹按摩乳、红花油之类的活血化瘀介质，整个过程中指间关节保持一定的压力，以感觉局部酸胀为宜。

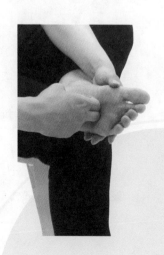

③ 牵引蹬踏

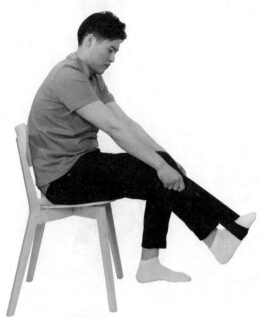

取坐位，将一条毛巾或弹力带放在前脚掌，双手持毛巾或弹力带两端，往胸口方向拉紧，踝关节伸到极限处后，脚掌下踩对抗，保持10秒钟，双脚左右交替共操作4～5遍。

 注意 练习过程中，膝关节保持膝关节伸直。

付医生『小贴士』

足跟疼痛的朋友建议垫一个软一点的鞋垫，也可以把鞋垫的脚后跟部分最大限度地剪开一个方形的孔，再用纱布做一个和开孔一样大的布包，布包中装入由红花、乳香、没药、威灵仙等中药打成的细末，布包3天一换，对于缓解足跟痛有一定效果，不妨一试。

第 **6** 章

亲，你的体检报告出来了

2019 年，一条"90 后年轻人不敢看体检报告"的话题登上微博热搜。每年的体检对于众多年轻人来说就像上学时的考试一样，令人心情忐忑。

翻开体检报告一看，果然诸多项目"暴雷"：血压高、尿酸高、血糖偏高、脂肪肝、甲状腺结节等疾病扑面而来，瞬间心情跌到谷底，觉得人生无望。

这些疾病是如何找上你的？我们又该如何摆脱它们？一起来看一看吧。

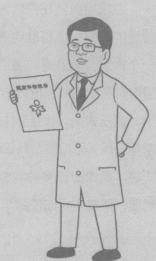

高血压，
再也不是老年人的专利

2019 年，我非常欣赏的一位年轻同事突发脑出血猝死了。消息传来，我唏嘘不已："怎么年纪轻轻就脑出血了呢？"惋惜的同时，我也陷入了深思。听同事说，这位已故年轻同事身前血压的高压一直维持在 150 ～ 160mmHg 降不下来，一开始就是偶尔感觉有点头晕，但因为觉得自己年轻，而且白天忙门诊、教学、科研，晚上忙家里，根本没时间检查，就没有太理会这个"小毛病"。

但在生死面前，哪容半分侥幸？高血压就是隐藏在身体平静外表下的"冷面杀手"，当你防备松懈时，它正好趁机下手。

❶ 可怕的高血压

血压是血液在血管内流动时，通过各种手段测量出来的作用于血管壁的压力，也是推动血液在血管内流动的动力。我们的心脏就像是一个水泵，通过搏动将血液推送进大动脉。大动脉接收到血液后，会通过有节律地收缩进行传递，将血液送到动脉、毛细血管。

血压太高，就会造成血管壁受到的压力过大，就像水管中的水压，常年高压，无论是塑料管还是金属管，必定加剧老化，血管也是如此。同时，高血压还会导致静脉床的灌注过度增高，导致脑充血、水肿或出血，即发生出血性脑卒中。

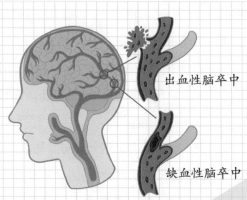

"脑卒中"又称"中风"，是一种急性脑血管疾病，是由于脑部血管突然破裂或因血管阻塞导致血液不能流入大脑而引起脑组织损伤的一组疾病，包括缺血性脑卒中和出血性脑卒中。

出血性脑卒中

缺血性脑卒中

过去患高血压的几乎都是中老年人，除非有先天遗传性疾病，患高血压的年轻人很少。但到了 21 世纪，在患高血压这件事上，年轻人"不甘落后，一路猛追"。据 2012～2015 年全国调查，18～24 岁、25～34 岁的青年高血压患病率分别为 4% 和 6.1%，这两个年龄段累计高血压患病率达到 10.1%。

长期血压升高会导致血管变脆，而短时间内血压骤然升高正是导致猝死的主要原因之一。对于高血压患者来说，一旦叠加上压力大、饮食不规律、熬夜等不良因素，会诱发非常凶险的病情。

很多年轻的高血压患者常常仗着自己年轻力壮、身体倍儿棒，在车贷、房贷、KPI（绩效考核）面前，对血压高丝毫不在意，结果拼来拼去，只落得一场空。看到这里，你还认为高血压仅仅是一个血压计上的数字吗？

2 血压高怎么办？

吃降压药可以让血压降下来，但是往往药越吃越多。有的患者甚至把四类降压药用各种排列组合变着花样地吃，血压还是居高不下，而且越来越不好控制。

降血压关键还是要想方设法增强血管弹性，改变血液黏稠度，加快血流速度。所以要想改善高血压，必须做到下面三点。

1. 适当增加运动，以增强血管弹性并加快血流速度。根据自己的身体状况，循序渐进地进行运动，每次运动以微微出汗为宜，贵在坚持，切忌"三天打鱼，两天晒网"。

2. 合理饮食。科学食用肉类食品，多吃谷物和粗粮，增强脾胃功能，提高消化吸收效率，降低血液黏稠度，改善血管的弹性。

3. 早睡早起。早睡是为了让肝胆更好地解毒排毒，降低血液中的脂肪和胆固醇含量；早起有助于晨起时肝阳气的升发，帮助身体把血液送到四肢末端。

治疗高血压，我们要采用大禹治水的思路，疏通河道，引水入海。抑制高血压，预防并发症，可以练一练下面的降压四式。

【降压四式】

❶ 挤推头侧

双手手掌相对抱住头部两侧，指尖向后，掌根放在耳朵前面，对头部施加一定的压力，以感觉头部闷胀为度，掌根绕着耳根由前向后推至后发际处，操作10～20遍。

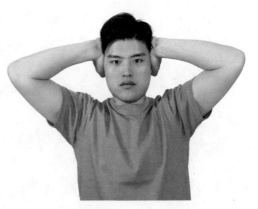

 操作时要推挤到头皮，不能只摩擦头发。

❷ 推抹桥弓

取坐位，食指、中指、无名指三指并拢，自上而下推抹桥弓，先推左侧，再推右侧，每侧操作约 2 分钟。

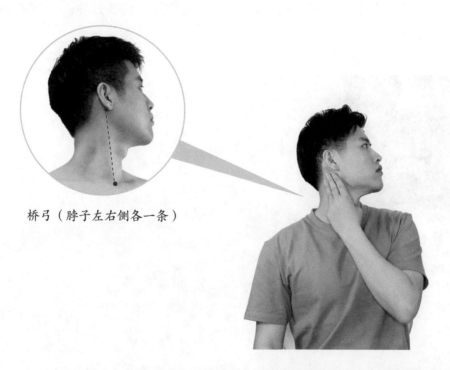

桥弓（脖子左右侧各一条）

桥弓不是一个点，而是一条线，是指颈部耳垂后下缘凹陷的翳风穴到锁骨上窝中央的缺盆穴的连线，也就是颈部的胸锁乳突肌。

当头部转向一侧时，对侧的胸锁乳突肌就会明显地鼓起来，就像连接头部和胸部的桥一样，故名"桥弓"。

 这是血压居高不下时救急的方法，按摩时要轻柔，不可用力过猛；也不要两侧同时按摩，以防血压降低过快发生危险。

175

❸ 推三阴交

取坐位，用拇指按住三阴交穴，局部感觉酸胀后，保持压力，向踝关节方向推挤约一指距离，停1秒钟，反复操作约3分钟，每天操作2～3遍。

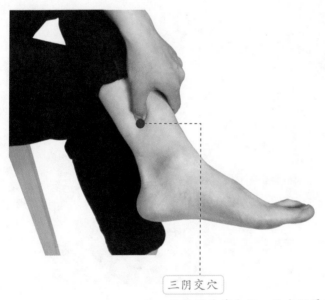

三阴交穴

位于踝关节内侧，足内踝骨最高点向上3寸（约四指的距离），胫骨边缘凹陷处

 推挤时要推动皮下组织向下移动，不能只是手指与皮肤的摩擦。

④ 推太冲至行间

　　用拇指指腹按住太冲穴，有酸胀感后再向行间穴方向推，每次推3分钟，每天操作 2 ~ 3 遍。

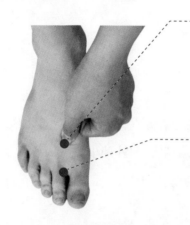

太冲穴
在足背第一、第二跖骨结合部前的凹陷处，与行间穴相距大约一个拇指节的距离

行间穴
在足背第一、第二趾间，趾蹼缘的后方赤白肉际处

如果皮肤干燥，推的时候可以加一点按摩油、润肤油之类的润滑剂。

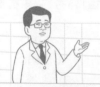

付医生『小贴士』

　　血压高不可怕，怕的是无视，怕的是情绪产生巨大波动。我们应该保持好心情，寻找一些健康的减压方法，戒烟、戒酒、不熬夜。高血压以及血压不稳定的朋友，一定要定期测量自己的血压，如果等到心脑血管受到损害以后才开始重视，将积弊难返。

会遗传的糖尿病，你了解多少？

很多年轻人对糖尿病存在误解，认为糖尿病是老年病，与自己无关，实际上，糖尿病"老少通吃"。根据日本近年来的统计资料显示，在新诊断的年轻糖尿病患者中，患 2 型糖尿病的比例竟高达 80%。

2019 年暑假的时候，患者老王带他的外孙小华来找我。我以为孩子是哪里受伤了，结果要找我帮他调理血糖。

"调血糖？"

"是啊，付医生，就是给我孙子调血糖。"

小华今年参加高考，五一放假的时候，姑姑给奶奶买了血糖仪，他很好奇，就让家人也给他测了一下，结果发现自己餐后血糖居然高达 13.6mmol／L。因为要备战高考，所以一直等到高考结束才来医院看。

我们一查，小华空腹血糖 7.2mmol／L，餐后血糖 9.6mmol／L，糖化血红蛋白 5%，可以诊断为 2 型糖尿病。考虑到小华嗜甜的饮食习惯，加之高考期间精神紧张，压力较大，可能出现应激性血糖升高的情况，我建议他戒掉甜食，放松心情，加强运动，配合治疗，定期监测血糖。

经过我们的振腹推拿结合降糖三式自我推拿治疗 3 周后，小华的空腹血糖和餐后血糖都恢复了正常水平。

1 什么是糖尿病？

我们人体吃的营养物质最后都要转化成糖原，为身体各个器官提供能量，这些能量都贮存在肌肉细胞里。胰岛素是打开肌肉细胞大门，让糖原进入肌肉细胞的那把钥匙。一把钥匙开一扇门，如果钥匙不够或没钥匙了，就会有一些肌肉细胞要挨饿甚至饿死。人体就只能从脂肪、蛋白质那里索取能量，这样就需要补充大量的食物。每天吃五六顿饭，还觉得饿，而人却渐渐地瘦了。

那些进不了肌肉细胞的糖原，成了无家可归的孤儿，只能随着人体的水液代谢从尿里白白地排出来。由于多尿，人体会丢失大量的水分，从而增大饮水量，饮水量越大，排尿越多，导致恶性循环。如果胰岛素缺乏的状态始终得不到改善，神经、血管整天被糖水泡着，神经损伤、血管硬化的悲剧就不可避免了。

1型糖尿病：身体无法生产足够的胰岛素或根本无法生产胰岛素，也被叫作胰岛素依赖型糖尿病或青少年糖尿病，多属于先天性疾病，大多数在婴儿时期至青少年时期发病，病因目前不明。

2型糖尿病：始于胰岛素抵抗作用异常或细胞对胰岛素没有反应，而胰脏本身并没有任何病理问题。这种类型的糖尿病被称为非胰岛素依赖型糖尿病或成人型糖尿病，病因主要是体重过重或缺乏运动。

2 降糖三式，轻松防治糖尿病

中医称糖尿病为"消渴"，《黄帝内经》中称之为"消瘅"。消渴的典型症状是"三多一少"，即多饮、多尿、多食和形体消瘦。但现在临床上典型的"三多一少"症状的糖尿病患者特别少，大部分的患者症状不明显，这也正是糖尿病的危险所在。当症状明显，被动就医时，已经积弊难返。

早发现、早治疗是治疗糖尿病关键中的关键。

我们能够最大限度地帮助自身的方法就是运动。运动能提高身体对胰岛素的敏感度，有效地改善糖代谢，达到降糖的目的。

同时，我们将教大家一套临床疗效显著的降糖操，经常在家做一做，血糖高的问题在不知不觉中就能得到改善。

破解糖尿病魔咒的钥匙——揉地机

让一个觉得自己一切正常的人经常去医院测血糖，那是几乎不可能完成的任务。有没有一种不用去医院，又没有创伤，自己在家随时就能做的预测糖尿病的方法呢？

经过多年的临床观察，我们发现一种在家就能预测糖尿病的方法，操作起来也很简单，手指触摸地机穴即可。但病情发展阶段的不同，出现的情况不同。

1. 如果一碰地机穴就疼，甚至疼痛难忍，有可能是患了胰腺炎。

2. 如果摸着感觉地机穴上好像有一小片增厚，就要引起注意，建议及时去医院查血糖，看看是不是糖尿病早期，血糖快踩红线了。

3. 如果能在地机穴上摸到明显的像琴弦一样的条索，则很有可能已经患糖尿病了；如果摸到的是一个大硬包，那就表示患糖尿病的病程比较长了。

当然光凭腿上这么一个穴位，并不能做出真正的诊断，但它能够提前告诉我们，胰腺可能出现了问题。

地机穴筋结不仅可以预测糖尿病，解开这个筋结还可以降血糖，揉地机穴是诊治合一的招式，这一招可以用三种方式操作。

1. 如果在地机穴上摸到的是筋结，可以选择揉地机法进行治疗操作。

2. 如果在地机穴上摸到的是条索，可以选择推地机法进行治疗操作。

3. 如果摸地机穴时只是觉得有点痛，或是摸到片状痉挛，可以选择足蹬法来进行治疗操作。

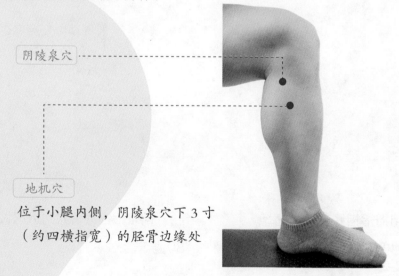

阴陵泉穴

地机穴
位于小腿内侧，阴陵泉穴下 3 寸
（约四横指宽）的胫骨边缘处

181

【降糖三式——揉地机】

❶ 揉地机

❷ 推地机

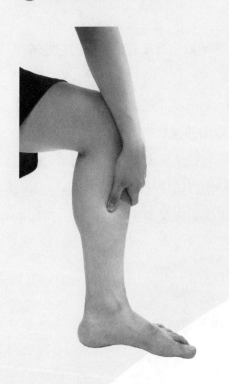

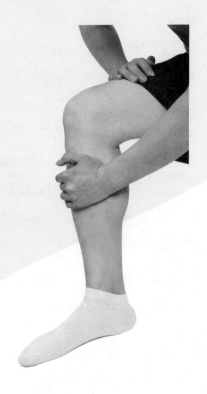

用拇指指腹轻重交替地
按揉地机穴筋结2~3分钟。

用掌根推地机穴附近区域
30遍。

❸ 蹬地机

在泡脚洗脚的时候，将一脚的足跟放在另一条腿的地机穴附近，上下蹬推 30 遍。

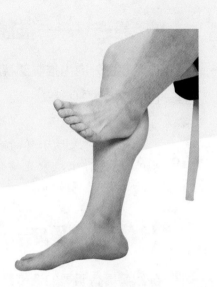

 如果皮肤干燥，推的时候可以加一点按摩油、润肤油之类的润滑剂。

唤醒睡着的胰腺——推胰区

临床上大多数糖尿病患者都是 2 型糖尿病，这种类型的糖尿病患者，其胰腺还没有完全停止工作，只是分泌胰岛素少或不分泌胰岛素。很多时候是胰腺"累了懒了"不想工作，或功能受损无法正常工作。那怎样才能唤醒沉睡的胰腺，给它继续工作的力量呢？

来试试我们的降糖三式第二招：横推胰区。

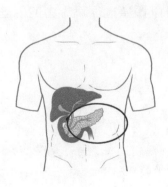

胰脏分为头部、体部、尾部三部分，位于胃的后方。

183

【降糖三式——推胰区】

双手掌由外向内推腹部胰脏体表投影区，一推一拉交替操作 30 遍。

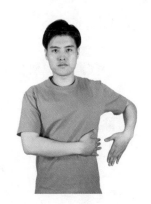

 由于胰腺位于胃的后方，所以吃饭 30 分钟后才能做此操作，操作时要稍用力推动胃脘部，才能刺激到胰腺。

养护人体的水源地——擦涌泉

糖尿病具有明显的遗传易感性，尤其是临床上最常见的 2 型糖尿病。因此，有糖尿病家族史的人更容易患糖尿病，怎样解开这个魔咒呢？

中医认为糖尿病遗传的不是病，是体质，也就是先天禀赋。糖尿病患者口干口渴、身体虚弱这些都是阴虚的典型症状，如果父母给了你一个容易得糖尿病的阴虚体质，你再耳闻目染，"继承"一些不好的饮食生活习惯，自然也就更容易得糖尿病。要解开糖尿病遗传的魔咒，先从改变生活习惯，调整体质开始。

《黄帝内经》中说："肾出于涌泉，涌泉者足心也。"擦涌泉穴，可以滋肾水、养肾阴。经常擦涌泉穴，可以调整糖尿病患者的阴虚体质。

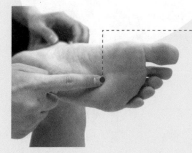

涌泉穴

位于足前部四陷处第二、第三趾趾缝纹头端与足跟连线的前 1/3 处，为全身腧穴的最下部，乃是肾经的首穴

184

【 降糖三式——擦涌泉 】

用手掌或大鱼际反复推擦对侧足底涌泉穴 3 ～ 5 分钟。

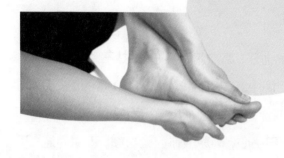

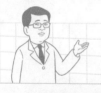 擦涌泉要以脚底发热为度，老年人操作速度没有那么快的话，可以慢慢推 5 分钟。

付医生『小贴士』

　　糖尿病的治疗是综合治疗，"管住嘴，迈开腿"是控制血糖最关键的环节。当调整生活方式也无法控制好血糖时，需及时用药。

　　此外，有计划地监测血糖、对疾病及其并发症本身的理性认知、保持良好的情绪和心态也是控制血糖的有效措施。

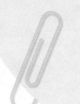

你的尿酸还正常吗?

相信大家对"三高"(高血压、高血脂、高血糖)并不陌生。如今"高尿酸"已经荣升为现代文明病中的"第四高"。2019年的流行病学调查数据显示,我国高尿酸血症患者高达1.8亿,而且,年轻人患高尿酸血症的比例逐年攀升,一不小心,高尿酸血症就与你"不期而遇"了。

我们科室的进修生小A前不久来找我诉苦,体检查出她的尿酸为443μmol/L,已经超过正常值357μmol/L。关键是,她"吃得也不多啊,有的时候一天就只吃一顿饭"。

我觉得纳闷,因为尿酸偏高一般都是营养过剩导致的。后来经过"秘密调查",从小A同事口中得到了答案:小A吃得少不假,可她天天点外卖,平时珍珠奶茶、方便面,周末火锅、海鲜、大盘鸡。这样的饮食方式,尿酸不高才怪!

❶ 尿酸到底是个啥?

很多人体检发现自己的尿酸水平偏高后,就会感到惶恐不安:"医生,尿酸怎么跑血液里来了? 尿酸高就是痛风吗? 需要吃药吗? 有副作用怎么办呀……"

别慌,让我们先了解清楚尿酸是什么。

尿酸是嘌呤核苷酸在肝脏中经过分解代谢的产物，是嘌呤在人体的代谢终产物。它就像血糖（血浆里的葡萄糖）、血脂（血浆中的中性脂肪和类脂）一样存在于血浆中，它的浓度能够部分反映人体的健康状况。

正常男性体内的血尿酸浓度一般为 150 ~ 420μmol/L，女性为 89 ~ 357μmol/L。

任何一种代谢产物积累过多，都是"一进一出"这两个阀门出了问题："进"得太多，或者"出"得太少，也可能兼而有之。人体中 10% ~ 15% 的嘌呤来自食物，其余 85% ~ 90% 经体内细胞代谢产生。

回过头来再看小A同学的饮食清单，十有八九都是高嘌呤食物（火锅、海鲜）和高糖高热量食物（珍珠奶茶、方便面）。

海鲜、动物的肉的嘌呤含量都比较高，这些嘌呤含量高的食物叫作高嘌呤食物。

其实绝大部分蛋白质含量高的食物都是高嘌呤食物，因为蛋白质可以在体内分解产生嘌呤。我们现在生活条件远比过去好，摄入高蛋白、高脂肪、高热量的食物比重明显增加，但体力活动却显著减少。

消耗蛋白质主要靠运动，每天下班后就舒服地窝在沙发里，蛋白质是消耗不掉的。同时，国人从吃不饱到吃得好也不过数十年，咱们的身体还没来得及进化，排出的尿酸也并没有增加，这两个因素叠加就导致尿酸在体内越积越多。

当尿酸超出血浆溶解度负荷后，就会在人体各器官沉积下来，造成组织破坏。换句话说，如果人体是一个工厂，那尿酸就是工厂产生的废物，应该被直接排入出水管，经过污水处理设备排出。当这种废物达到一定量时，不仅会沉积在水管底部，而且会影响污水处理设备，更有可能损害别的机器。

② 高尿酸血症危害大

虽然很多高尿酸血症的患者没有明显的临床症状，并未感到不适，但实际上高尿酸血症的危害十分广泛，其中最有名的当属痛风。

在我国痛风已经成为仅次于糖尿病的第二大代谢类疾病，发作时的疼痛指数直逼孕妇分娩，因此有"痛疯"的"美名"。

痛风是指当尿酸结晶沉积在人体的骨骼、关节处，引起的痛风性关节炎。患者经常在深夜突然出现关节剧烈、撕裂样疼痛，关节红、肿、热、痛等，以脚趾、踝、膝、指、腕关节多见，严重时影响走路。

临床上，我们的确看到好多患者的尿酸已超过 600 μmol/L，自己也没感觉不适，往往是体检时发现尿酸过高，才来医院就诊。像小 A 一样，虽然不能因为尿酸高诊断她得了痛风，但尿酸高意味着她属于痛风高危人群，即使现在没有症状，但如果继续这样，得痛风性关节炎或得痛风性肾病的概率比普通人高很多。

高尿酸血症除了可能引发痛风，还与糖尿病、高血压、冠心病、高脂血症、脂肪肝和肥胖等代谢相关疾病有密切关系，也可能引起肾结石和慢性肾损伤。

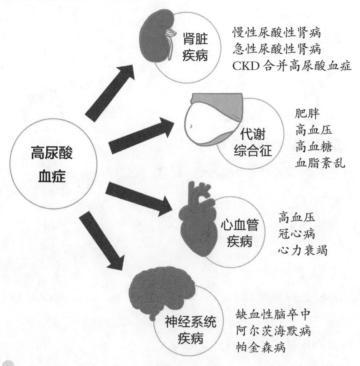

肾脏疾病　慢性尿酸性肾病 急性尿酸性肾病 CKD 合并高尿酸血症

代谢综合征　肥胖 高血压 高血糖 血脂紊乱

心血管疾病　高血压 冠心病 心力衰竭

神经系统疾病　缺血性脑卒中 阿尔茨海默病 帕金森病

高尿酸血症

③ 降浊四式，帮你远离高尿酸

中医认为胃主受纳，脾主运化。当肾气亏虚时，就会影响脾胃小肠等脏腑，降低整个代谢的"合格率"。制造的气血中会混入不合格产品，中医把这部分称为"痰浊瘀血"，尿酸就在其中。

出现痰浊和瘀血后，为了把它们从血液中清除出去，要调动肝的疏泄功能；而那些完全解决不了的垃圾——尿酸盐，最后只能推给肾；还有一部分则随着血液循环沉积到身体的最远端——脚趾，更严重的会堆积到关节和皮肤下面形成痛风石。

降浊四式根据尿酸的形成原理设计，可以帮你预防或减轻高尿酸带来的危害。

【降浊四式】

❶ 揉腹清瘀

（1）环揉脐周

双掌相叠，掌心绕肚脐顺时针环揉，手掌带动皮下组织环转。呼吸一次环揉一圈，每次揉30圈，一天2～3遍。

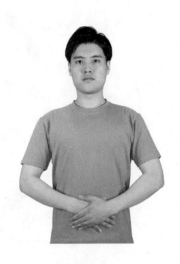

 环揉范围为脐周直径一掌区域。

（2）斜擦少腹

双手斜放于下腹两侧，指尖相对，小鱼际碰到髂骨，来回反复摩擦1分钟以上，以少腹微微发热为度。

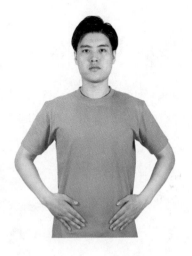

 摩擦时，手掌适当加压，使热度向小腹内透。

（3）团揉胃脘

右手五指相贴呈空碗状，扣住中脘穴，左手压住右手，顺时针环转团揉3分钟。

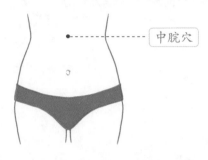

中脘穴

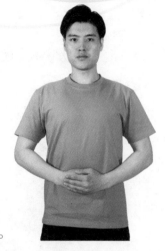

 扣压胃脘部力度以局部有闷胀感为宜。

❷ 按揉中极

中指按在中极穴，吸气，使腹部向下凹陷，中指顺势向下按压至腹部有抵抗感和轻微疼痛感，屏气2秒钟。

随呼气慢慢将中指抬起至皮下，但不能离开皮肤，休息1秒钟以后继续操作，重复15遍。

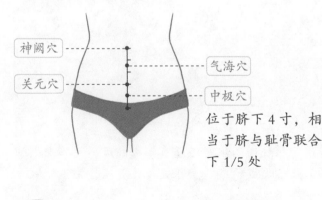

神阙穴
气海穴
关元穴
中极穴

位于脐下4寸，相当于脐与耻骨联合下1/5处

 按中极穴宜在排空小便后操作。

❸ 推踝化浊

拇指从太溪穴缓慢向上推至三阴交穴，单方向操作，左右踝各 1 分钟。

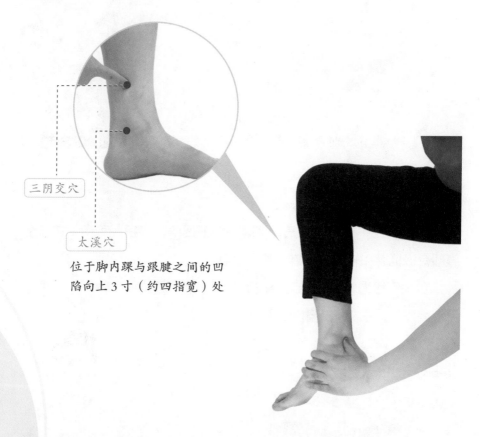

三阴交穴

太溪穴

位于脚内踝与跟腱之间的凹陷向上 3 寸（约四指宽）处

注意　本手法仅适用于尿酸增高但是还没有形成痛风、关节尚未肿大的情况。如果已形成痛风石、踝关节已肿胀，绝不能做此手法。

❹ 提踵升清

　　自然站立，吸气时双手交叉向上托举，同时缓慢跷起脚尖，使足跟抬到极限处停3秒钟，呼气时双手放下，同时足跟缓慢着地，每次连续做3～5分钟，每天3～5遍。

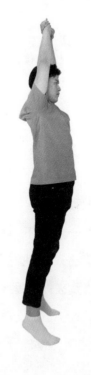

 托举和提踵同步，双手放下与落足同步。

付医生『小贴士』

　　生活中做到"二减二加"，就不担心被痛风盯上。一要严控嘌呤摄入量，减少尿酸生成，注意海鲜、豆制品、蘑菇等食物的摄入量；二要限制富含果糖的饮料和食品的摄入量；三要多喝水，多运动，每天饮水量要在2000毫升以上，以加快尿酸的排出，减少尿酸在血浆中的积累。

胆囊炎，
我该怎么对你？

　　2018 年有一段时间，医院门口开了一家炸鸡店，科室里有几个小伙子迷上了吃炸鸡排，经常中午可以看见他们在那里狼吞虎咽地啃鸡排，把我告诫他们注意体形的话不知道放哪儿去了。

　　有一天中午，我看见吃得最欢的小 B 捂着肚子坐在诊室。我问他，这是怎么了？他说恶心想吐，右侧胆区闷胀，我一看他应该是胆囊炎犯了。我去休息室一说，他那几个小伙伴就冲过来，把他抬到病床上，找了几个穴位，按得小 B 同学哇哇乱叫。在那帮小伙子的嬉笑声中，小 B 的胆区疼痛缓解了。

1 　胆囊炎，可不是小炎症

　　胆囊炎是指由胆结石或其他原因引起的胆囊内发生的急、慢性炎症反应，可分为急性胆囊炎和慢性胆囊炎两种类型。

　　急性胆囊炎多由饱餐、进食油腻食物诱发，且易发生于夜间，开始时仅有上腹部胀痛不适，逐渐发展至阵发性绞痛，疼痛剧烈时会放射到右肩胛和背部，常伴有恶心、呕吐、厌食、便秘等消化道症状，甚至有畏寒、寒战、发热等全身症状。

而慢性胆囊炎常与胆结石并存，但症状一般不典型，多在饱餐、进食油腻食物后出现上腹部胀痛不适，同时出现由胆囊结石导致的嗳气、饭后饱胀、腹胀和恶心等症状。

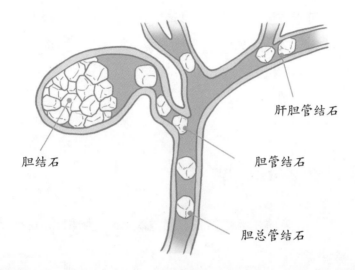

肝胆管结石

胆结石

胆管结石

胆总管结石

胆囊炎是一种较常见的消化系统疾病，每4位良性胆囊疾病患者中，可能有3位是慢性胆囊炎合并胆结石患者。急性结石性胆囊炎多见于女性，在50岁之前其发病率是男性的3倍，50岁之后其发病率是男性的1.5倍。

胆囊炎的高发与人们的生活习惯有着密不可分的关系。首先，因为饮食不规律，如长期不吃早饭，晚饭吃得多，暴饮暴食，缺乏运动，经常饮酒过度，喜食肥甘厚腻的食物，如大鱼大肉、煎炸食品及零食等。其次，因为免疫力低下造成胆道感染。再次，因为情绪失调导致胆汁排泄受阻。另外，还会因胆道寄生虫以及急性胆囊炎没有得到规范性的治疗，日久形成慢性胆囊炎。

大部分人认为胆囊炎只是小小的炎症，不太重视。然而你不知道的是，胆囊炎是可以要命的。急性胆囊炎的病死率为 5% ~ 10%，几乎均因并发化脓性感染和合并有其他严重疾病。一般急性胆囊炎并发局限性穿孔，可通过手术治疗取得满意的疗效。若并发游离性穿孔，则预后较差，病死率高达 25%。看到这里，你还觉得胆囊炎只是小小的炎症吗？

2 如何预防胆囊炎？

胆囊炎是消化系统疾病，首先要通过饮食来预防和调护。

1. 有规律地进食

在没有进食的时候，胆囊中充满胆汁，胆囊黏膜吸收水分使胆汁变浓会形成胆泥。进食后，食物刺激胆囊收缩，使大量胆汁被排出至肠道内，可以防止结石的形成。

2. 适度营养

适当控制饮食中脂肪和胆固醇的含量，胆固醇结石的形成与胆汁中含有较多的胆固醇有关。同时，保证摄入足量的蛋白质，因为蛋白质的摄入量长期不足，可能造成胆色素结石的形成。

3. 讲究卫生

养成良好的卫生习惯，饭前便后要洗手，生吃瓜果必须洗净，搞好环境卫生等。

③ 利胆四式，疏肝护胆

当胆囊炎急性发作时，我们可以通过推拿下面几个有效点进行治疗，而这几个有效点的治疗都要求以痛为输，也就是按摩的疼痛要超过胆囊炎的疼痛，这样才能有效。

慢性胆囊炎的朋友，平时多做一做这套疏肝利胆四式，有助于胆囊炎的恢复。

【疏肝利胆四式】

❶ 拳点胆俞穴

双手握拳，用第二掌指关节，点按第十胸椎棘突下旁开 1.5 寸的胆俞穴 2 分钟。

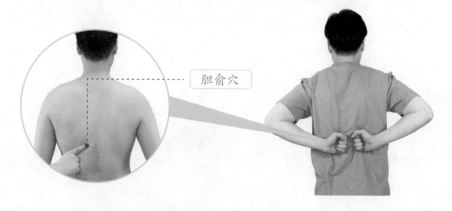

胆俞穴

 胆囊炎患者的胆俞穴附近都会有痛点或条索状结节，在胆囊炎急性发作时，可以请家人用力点按胆俞穴附近的这些阳性反应点 2～3 分钟。

❷ 点按胆囊穴

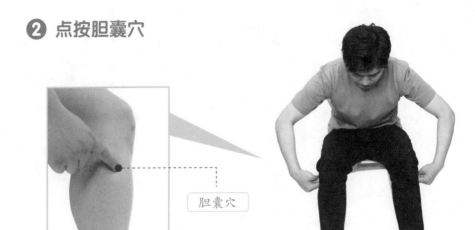

胆囊穴

握拳，用食指指尖关节用力点按胆囊穴约 2 分钟。

 胆囊穴并不是一个完全固定的点，从阳陵泉穴往下三指宽的范围内的痛点，就是胆囊炎的病理反应点。

❸ 点按丘墟穴

用拇指按揉双侧外踝前下方凹陷处的丘墟穴各 1 分钟。

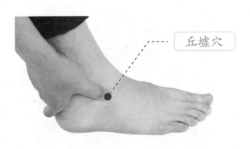

丘墟穴

 操作时，以痛为输，找到最疼的地方按揉。

❹ 拿捏肋弓线

双手拇指与其余四指相对，从中间向外侧捏挤右侧肋骨缘10遍。

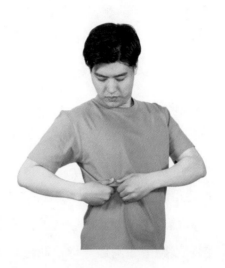

注意 胆囊底部的体表投影，在右上腹肋缘与乳头垂直线的相交处，胆囊炎发作时这个区域一般会出现闷胀、疼痛，松解此区域，可以缓解胆囊炎引起的症状。肋缘捏不起来的朋友可以稍微弯点腰，或者改用推法。

付医生『小贴士』

胆囊炎很容易反复发作。因此，饮食上一定要有规律，早饭好好吃，午饭认真吃，晚饭要少吃。胆囊炎患者在饮食上不仅要注意食用细软、易于消化的食物，还应少食多餐，更要忌食辛辣、油腻煎炸、酒等刺激性食物和饮品，以减少或避免对胆囊的刺激。这些饮食安排不仅适用于胆囊炎急性发作的时候，在胆囊炎的静止期或恢复期也应该如此，以防复发。

胃，你还好吗？

老刘是我们小区的保安，经常下班后约上三五好友一起喝酒。有一天，老刘的一位老战友来北京出差，老友相聚，回忆往事，谈天说地，他一高兴就多喝了几杯。可不一会儿老刘忽然趴在桌子上手捂着胃部，胃疼得汗都下来了，战友赶紧打车带他去医院。

恰巧这位战友略通医术，在去医院的路上，战友上手一摸老刘胃部发现硬得像木板一样，他赶紧帮老刘按揉中脘穴缓解疼痛。揉了一会儿，刚下车，老刘就将食物都吐了出来，其中还伴有鲜血。医生检查后，发现老刘是胃溃疡穿孔，他告诉老刘还好他被及时送到了医院，不然胃内容物进入腹腔就会造成腹膜炎，到时候就麻烦了。

① 你是哪一种胃痛？

胃炎和胃溃疡是我们日常生活中比较常见的胃部疾病。胃炎是指胃部黏膜发生炎症"战争"，而局部地区长期受到"战争"摧残，成为"废墟"，也就是我们说的溃疡。胃炎如果没有得到及时治疗，就会发生溃疡病变。

胃痛一般是二者的共同特征，但胃炎所致的胃痛一般无规律且范

围广泛，常伴有食欲减退、消化不良、上腹不适等症状。胃溃疡所致
的疼痛一般在饭后 30 分钟至 1 小时较为明
显，可持续 1 ~ 2 小时。如进餐多，疼痛
可减轻或消失，且食欲多无改变，可伴有反
酸、嗳气，上腹烧灼感等较为明显的症状。

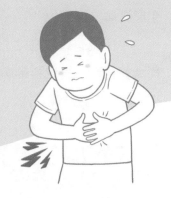

经常胃痛的朋友应及时前往医院进行胃
镜或消化道造影等相关检查，明确病因才能
更好地去养护。

2 三穴两式，拯救胃痛

在五脏六腑中，脾胃是一对"孪生兄弟"，他们掌管着人体的"后
勤中心"，既有分工又有合作。

胃为"仓廪之官""水谷之海"，掌管食物的储存和深加工。我
们的饮食都要先进入胃中进行加工，把食物中的营养物质转化成人体
所需要的气血精微物质。脾是"运输大队长"，负责把生产出来的气
血精微物质转运到身体的各个部位，以保证身体日常活动所需。因此，
中医称脾胃为"后天之本""气血生化之源"。

胃是人体最无私的器官，它会尽其所能，倾其全力贮纳、消化食物，
杀灭病菌。胃也是人体最忠厚老实的器官，你吞下去什么，它就接受
什么，毫无怨言。如果我们不顾胃的感受，经常吃硬的、凉的、油的，

喝苦的（浓茶、咖啡），还经常饥饱不定，忧思恼怒，就会伤及脾胃，引起胃痛。

中医说有胃气则生，无胃气则死。一日三餐是我们生命的保障，胃就算再苦再累也要带病坚持工作，一旦胃病发作，疼痛难忍，有什么办法可以救急呢？

【胃痛救急三穴】

❶ 推刮掌胃点

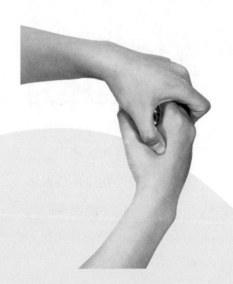

掌胃点位于第二掌骨中点，胃痛的人可以在掌胃点上摸到一个小米粒大小的筋结，用拇指指甲压住筋结进行上下推刮，以觉酸胀疼痛为度，左右手各推刮 10 遍。

 掌胃点筋结在骨膜上，操作时要按住皮肤推刮筋结，操作幅度要小，以免损伤皮肤。

❷ 拳点脾胃俞

双手握拳，用第二掌指关节按揉脾俞穴、胃俞穴 3 分钟。

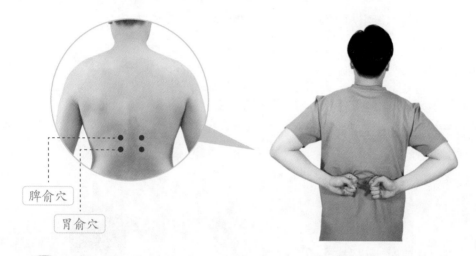

脾俞穴

胃俞穴

注意 重点按揉疼痛最明显或有筋结的位置。

❸ 推捋公孙穴

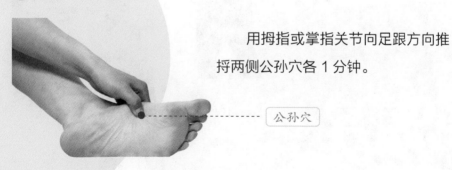

用拇指或掌指关节向足跟方向推
捋两侧公孙穴各 1 分钟。

公孙穴

注意 找到公孙穴附近筋结进行重点推捋。

【健脾和胃两式】

脾胃的养护是一件终身的事情，中医养生中视养胃为养命，这里把中医养生导引法中具有健脾和胃作用的两个动作教给大家。

❶ 转腰和胃式

两腿开立与肩同宽，双手十指交叉上举，双臂伸直紧贴耳朵，然后身体向侧前方 45°缓慢弯腰俯身。

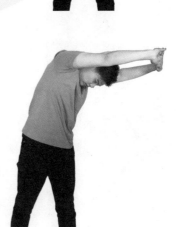

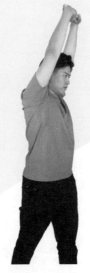

吸气时，身体向后上方旋转挺直，保持双手托举动作 5 秒钟，身体转向另一侧操作，左右两侧反复操作 10 遍。

最后双手松开，双臂保持上举 45°环转 10 次，再从两侧缓慢放下还原。

 注意 转腰举臂动作要柔和自然，舒展放松。

❷ 单举健脾式

两腿开立，与肩同宽，两个手掌做抱球状，捧在腹前。

吸气时，右手抬起，掌心翻转朝上，极力往上撑；左手掌心翻转向下，极力往下按，保持动作 3 个呼吸，右手自然下落，还原至双手托球，左右两侧交替操作 5 遍。

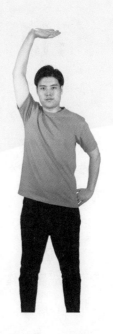

 注意 右手往上举时，一定要掌根往上撑，中指指尖往下回勾；而左手在向下按时，也要掌根下按，中指向上勾；右肩往上举，要尽力向外、向后伸展，感受肩部的拉伸。

付医生『小贴士』

　　不论是胃炎还是胃溃疡，积极养护、减负防变是最好的治疗。饮食应以温、软、淡、素、鲜为宜，做到定时定量，少食多餐。不吃过冷、过烫、过硬、过辣、过黏的食物，戒烟，禁酒，忌咖啡和浓茶，保持精神愉快和情绪稳定，避免紧张、焦虑、恼怒等不良情绪的刺激。每日进行适度运动，提高机体抗病能力，减少疾病的复发，促进身心健康。同时，注意劳逸结合，防止过度疲劳影响胃病的康复。

冠心病
悄悄"盯"上年轻人

这几年经常会有 IT 界的精英，年纪轻轻却因心肌梗死猝然离世。据相关数据统计，近年来，青年人急性心肌梗死发病率占全部冠心病患者总数的 3% ~ 10%，45 岁以下急性心肌梗死患者占全部急性心肌梗死患者的 16%。心肌梗死已盯上年轻人，然而好多人还是自愿或被迫地过着"996"的过劳生活。

37 岁的肖先生是一位建筑设计师，经过一个多月夜以继日的加班，终于完成了工作任务，准备大睡三天三夜放松休息一下。肖先生的爱人非常心疼他，说他老这么拼，身体肯定吃不消，平时应该注意锻炼，于是夫妻俩一起办了健身卡。可穿上新跑鞋，站上跑步机，跑了还不到 1 000 米，肖先生忽然感到剧烈的胸痛、胸闷、恶心，并出现出汗及虚脱症状。

好在医院离得近，十来分钟就赶到了。一检查，心电图提示前壁、侧壁心肌梗死，经绿色通道直达导管室进行急诊冠状动脉造影检查，放了两个心脏支架才把他从鬼门关里抢救回来。

心肌梗死，就是如此凶险！

① 心肌梗死与冠心病

心肌梗死，旧称心肌梗塞。心肌梗死是指心肌的缺血性坏死，是冠状动脉在病变的基础上，因血流急剧减少或中断使相应的心肌出现严重而持久地急性缺血，最终导致心肌的缺血性坏死，包括急性心肌梗死和陈旧性心肌梗死。

心肌梗死症状表现为不同程度的胸痛不适，也可能会转变为肩部、手臂、背部、颈部或下巴的不适。胸痛一般出现在胸腔的中央或左侧，类似胃灼热，持续几分钟。其他症状还包括呼吸困难、恶心、昏厥、冒冷汗或疲倦等。

心肌梗死发作 2 ～ 6 小时，尤其是 1 小时内死亡率最高，有 50% 的患者在被送到医院之前已经死亡。一般来说，在心肌梗死发生后 3 小时内接受再灌注治疗，能显著减少心肌梗死范围；6 小时内及时放入心脏支架，也能发挥很大的作用；一旦超过 12 小时，疗效就差了。

冠心病的医学全称是冠状动脉粥样硬化性心脏病，是一种因为冠状动脉器质性阻塞或狭窄引起的心肌缺血缺氧或心肌坏死的心脏病，也被称为缺血性心脏病。

冠心病根据临床类型分为稳定型心绞痛、非稳定型心绞痛、心肌梗死和猝死，故心肌梗死是冠心病中较严重的一种。

冠心病症状表现不尽相同，有时会出现胸痛或胸闷、恶心、呕吐、气促、出汗、发热等症状，有时则是毫无症状。冠心病危险因子包括高血压、抽烟、糖尿病、缺乏运动、肥胖、高血脂、营养不良、酗酒和抑郁症等。

❷ 年轻人，什么时候容易突发心肌梗死？

肖先生是在剧烈运动的时候突发心肌梗死，通常在强烈的压力作用下（如紧张、暴怒、强烈运动等），心肌梗死突发的可能性提高。身体健康的人在剧烈运动和此后恢复的时间里，发生心肌梗死的可能

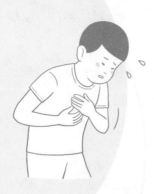

性相较于放松时可提高6倍。身体虚弱的人在这种情况下，发生心肌梗死的可能性可以提高35倍甚至更高。

与老年人相比，年轻人一旦突发急性心肌梗死，通常起病急骤，症状凶险，容易导致悲剧发生。因此，当身体出现以下不适时，长期熬夜加班的年轻人一定要多加注意。

1. 不能解释的疲劳和胸腹背部疼痛。比如，突然觉得特别累，睡觉也缓不过来；或者虽然不是典型心绞痛的胸痛，但后背的某一点疼痛或发沉。此外，还可以表现为阵发性的牙疼、阵发性的上腹疼等。

2. 有些患者心肌梗死发作时没有胸部疼痛感，仅表现为气促、胸闷、胸部压迫或颈部窒息感，或一阵阵的心慌。如果出现这些症状都需要提高警惕并及时就医检查。

我们强烈建议40岁以上的人每年做一次心电图检查。除了做心电图检查，家族中有心脏病病史的人及出现过心慌、心悸等问题的人，建议还要做心脏超声检查，及时排除心脏结构异常。

如果出现胸闷、胸痛、憋气等症状，要及时做冠状动脉CT检查或冠状动脉造影检查，以便及时检测出心脏血管病变的情况，早发现，早治疗。

③ 救心护心，这三招必须学

心脏是人体的核心，中医称之为"君主之官"。中医认为，心脏得病原因有二：一是由于"心虚"，这并不是指做了坏事心虚，而是指心的气血阴阳不足；二是由于血瘀，心脉被外邪或自身动力不足所痹阻，这就是冠心病了，中医称之为"胸痹"。

既然"虚"和"瘀"是导致胸痹的原因，胸痹发作时，我们可以通过"救心点穴"振奋心阳，来冲开瘀阻，缓解胸闷、胸痛症状。在胸痹缓解期，还要治病求本，疏通心脉，通过强心固本来增强心脏动能。

我根据历代医家的记载和几代宫廷推拿人的临床经验，总结出护心急救二穴和强心通脉四式，经临床验证疗效可靠，大家不妨跟我一起学一学。

【护心急救二穴】

❶ 冠心病急救穴之一：至阳穴

胸闷胸痛时，家人可以用硬币或别的工具帮助患者按压至阳穴1～3分钟，平时患者可以背靠网球自行按揉此穴1～3分钟，每日按压3～4遍。

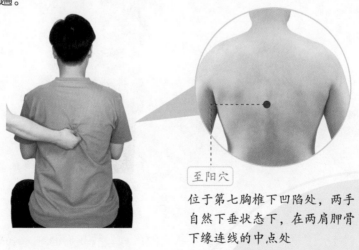

至阳穴

位于第七胸椎下凹陷处，两手自然下垂状态下，在两肩胛骨下缘连线的中点处

注意　冠心病患者可在至阳穴上出现明显压痛，按压时对准痛点持续按压。

❷ 冠心病急救穴之二：大包穴

当心脏不舒服、胸闷时，也可以自己用拇指点按大包穴1～3分钟，有缓解心绞痛的功效。

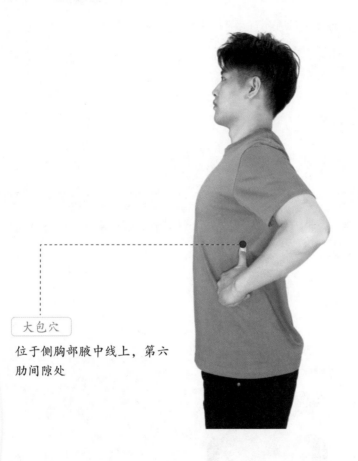

大包穴

位于侧胸部腋中线上，第六肋间隙处

注意　冠心病的痛点在大包穴的附近，按压时找到最痛的地方即可。

【强心通脉四式】

❶ 温通心前

从腋下的大包穴开始，沿心下到胸骨正中做一个弧形的推拉动作，来回操作 30 遍。

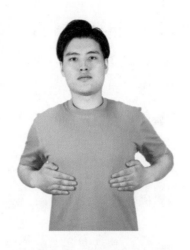

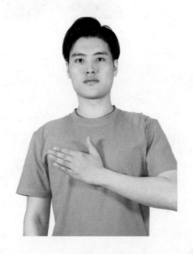

再以大鱼际推擦膻中穴 30 遍。

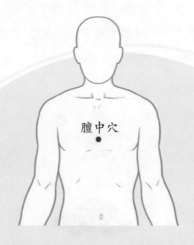

膻中穴

 注意 操作时速度不要太快，1 秒钟做 2 遍即可，不能憋气，自然呼吸，以局部微微发热为度。

❷ 握拳聚力

身体正坐，自然呼吸，两手握拳，中指正对劳宫穴；吸气时，双手缓慢用力握拳至极限处，屏气并保持握拳3秒钟；呼气时，手慢慢松开，停3个呼吸，反复操作5遍。

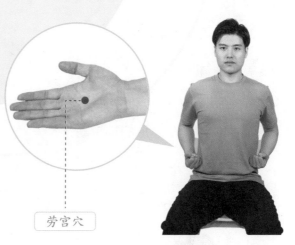

劳宫穴

注意 吸气握拳与呼气松手相互配合。

❸ 握腕托臂

身体正坐，一手握另一手腕，中指紧扣内关穴；吸气时，被握的手将另一手缓慢托举到头顶，到极限处后，屏气3秒钟；呼气时，双手缓慢放回原位，停3个呼吸，左右交替，反复操作10~20遍。

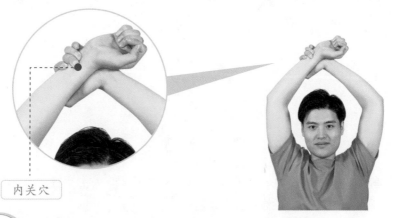

内关穴

注意 操作过程中始终保持按压内关穴。

❹ 托足踏手

身体正坐，两手十指交叉，一脚抬
起踏在双手中；吸气时，手脚同时用力
做对抗，屏气 3 ~ 5 秒钟；呼气时，手
脚同时放松，左右两侧各操作 5 遍。

结束后，双手扶膝，闭目默数呼气
30 次。

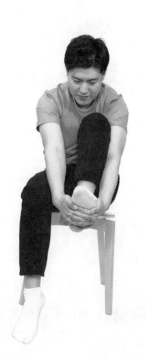

 年纪大的人做不了这个动作，
可以用毛巾托住足底操作。

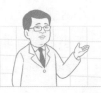 付医生『小贴士』

预防冠心病，首先，要严格控制"三高"——高血压、
高血脂、高血糖，它们与冠心病有着密切关系，平时严格将"三
高"控制在正常范围，不要自恃年轻而不在乎。

其次，养成健康的生活方式。从年轻时就应养成注意
锻炼、生活规律、健康饮食等良好生活习惯。

最后，有冠心病家族史者更要注意定期到医院接受专
科医生的健康检查和生活指导。

小心，
减肥减出脂肪肝！

根据中华医学会肝病学分会发布的《非酒精性脂肪性肝病防治指南（2018 年更新版）》，脂肪肝已成为我国第一大慢性肝病，患者数超 2 亿。虽说肥胖人群是脂肪肝的高危人群，但有一些很瘦的朋友也得了脂肪肝，这是怎么回事呢？

31 岁的王小姐准备在"十一"结婚，为了做一个美丽的新娘，王小姐拼了命也要在穿婚纱前把小肚子减下去。于是她每天只吃一顿饭，以素食为主，晚上只喝一杯果汁，其他什么都不吃。

功夫不负有心人，一个多月后，王小姐的体重和小肚子果然减下来了。不久后单位体检，她却发现自己得了脂肪肝。王小姐感到非常郁闷："天天减肥，我都快瘦成皮包骨头了，怎么还减出了个脂肪肝？"

❶ 什么是脂肪肝？

肝脏是负责脂肪、蛋白质转化的器官。当大量脂肪进入肝脏时，如果代谢所需的酶类及维生素不足，代谢过程暂缓，就会导致脂肪在肝脏内堆积，久而久之便会形成脂肪肝。

正常肝脏 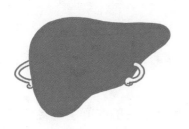　　　　脂肪肝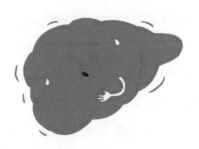

一般情况下，营养过剩，即肥胖是脂肪肝形成的最主要原因之一。但还有部分患者是由于营养失调所致，如节食减肥，因为营养摄入不足，特别是蛋白质和热量摄入不足，导致肝代谢紊乱。与此同时，节食过程中，糖皮质类固醇分泌增多，大量游离脂肪被释放到血液中，因为脂蛋白运转能力不足，只能沉积于肝内，从而诱发脂肪肝。

有的朋友通过摄入大量水果或果汁来减肥，效果其实并不理想，因为水果中含有较多的果糖，99%的果糖可以在肝脏内直接转化为甘油三酯，吃得过多也会加速脂肪肝的形成。而且中医认为水果属于生冷之品，食用过多容易耗伤阳气，反而会造成痰湿邪气的壅塞，前文讲到的王小姐正是属于这种情况。

2 减肥过猛，小心脂肪肝找上门

减肥就是要"管住嘴、迈开腿"，但超负荷运动也对身体有害。

运动应根据个人情况适当进行，可选择以锻炼全身体力和耐力为主的有氧运动，如慢跑、中快速步行、骑自行车、打羽毛球、跳舞、游泳等。

如果你听说某种方法能够让你 1 个月体重减掉 5 千克以上，那我十分肯定地告诉你，这种方法必然会损害健康。给大家一个忠告：减肥没有"短平快"。

很多人选择减肥方法的时候，都希望在最短的时间看到最佳的减肥效果，恨不得 1 个月体重减掉 5 ~ 10 千克，殊不知这就是为你自己将来的代谢紊乱、营养不良挖坑，免不了与脂肪肝结下"孽缘"。

减肥不宜过快，需循序渐进，建议每月体重平均减轻 0.5 ~ 1 千克为宜。饮食上要减少脂肪、糖类的摄入，多进食粗粮、谷物等富含纤维素的食物，还有牛乳、蛋类、鱼类等高蛋白低脂食物，但不能完全不吃主食。

③ 舒肝四式，预防脂肪肝

一般来说，在医院做一个 B 型超声检查就可以筛查脂肪肝。若确定患了脂肪肝，还需进一步检测肝功能，以确定只是单纯性脂肪肝还是病程已发生进展。

不少人体检的时候会发现报告单上写着"轻度脂肪肝"，对此人们常常有两种完全不同的反应：一种认为"只是轻度的不要紧"；另一种则非常紧张，仿佛大难临头。显然，这两种态度都是不恰当的。

轻度脂肪肝没有什么症状，但中医认为肝脏是"将军之官，谋虑出焉"，特别能"忍耐"，不到危急时刻它基本不会有疼痛等特殊表现。所以一旦查出患有脂肪肝一定要引起足够的重视，如果任由轻度脂肪肝继续发展，它就会变为中度、重度脂肪肝，进而有可能发展为肝纤维化、肝硬化、肝功能衰竭，甚至肝癌。

　　因此，如果检查出患有脂肪肝，就算是轻度也要及时干预治疗，这样才能有效控制病情发展，甚至还可能"逆转"。

　　根据肝脏脂肪的含量，脂肪肝可以分为三度：

　　轻度——肝脏脂肪含量5%～10%。

　　中度——肝脏脂肪含量10%～25%。

　　重度——肝脏脂肪含量在25%以上。

　　一些轻度脂肪肝且没有明显自觉症状和肝功能、血脂变化的患者，可以运用自我推拿的方法进行自我保健。这些方法对健康人群预防脂肪肝也能起到一定的作用。对于中度以上的脂肪肝，尤其已有自觉症状及肝功能、血脂异常的患者，我们建议尽早到医院治疗。

【舒肝四式】

❶ 舒通两胁

(1) 拿提肋缘

双手拇指与四指合力，拿捏住肋弓处皮下组织，然后轻轻向上提起抖一抖，从中间向两边，拿提完右侧，拿提左侧，反复操作 10 遍。

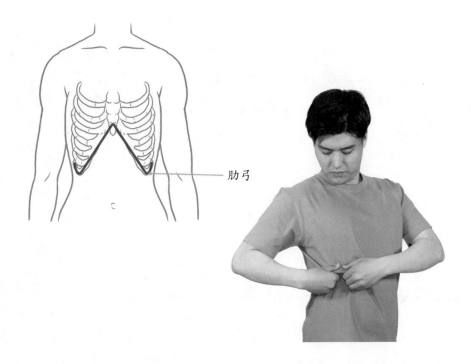

肋弓

 操作时，只捏皮肤和脂肪层，皮肤紧捏不起来者可以含胸操作。

（2）分推胁肋

屈双臂，用全掌沿肋骨方向，从中间向两边分推 30 遍。

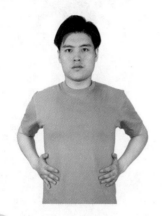

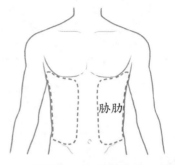

胁肋，又称肋骨，位于侧胸部，是腋下至十二肋骨下缘部位的统称

 五指微分开，力量不用太大，从中间向两边单方向分推。

❷ 清理肝邪

（1）拿腋松肩

中指按住腋窝顶点处的极泉穴，然后用拇指拿捏住前侧的肌肉，一松一紧，操作 1 分钟。

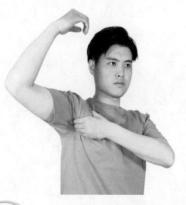

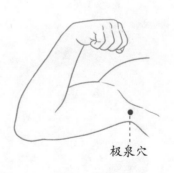

极泉穴

 操作时，中指不能往里抠极泉穴。

（2）轻叩腋下

一只手手臂轻轻抬起，屈肘，前臂放于后头部，头颈部微向后仰，使腋下有牵拉感，另一只手用空掌从腋窝向下轻轻地叩击侧胸部5遍。

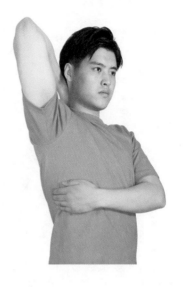

注意 操作时，叩击以胁肋部有震动感为宜。

（3）抱颈推胁

继上式轻叩完腋窝后，一只手手臂仍弯曲，前臂仍置于后头部，头颈部仍保持后仰，另一只手手掌从上往下推侧胸部30遍。

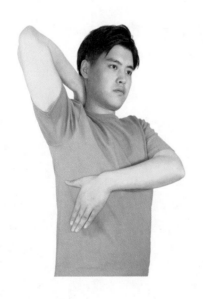

 注意 操作时，从上往下单方向操作。

❸ 闭气除积

身体正坐，双手仰掌放于两腿上，用鼻子吸气的同时，双手缓慢向上托举至前胸，并翻掌向上托举至头顶，直至两臂伸直。

保持托举动作不变，屏气到极限处后缓慢呼气，呼气时双手缓慢下落，反复操作 7 遍。

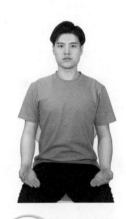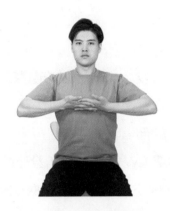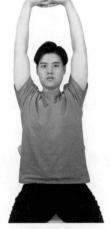

 操作时，托举与呼吸配合进行。

付医生『小贴士』

脂肪肝是一种消化系统疾病，饮食和烟酒的控制至关重要。肝脏内的脂肪会随着身体的脂肪一起减少，因此，适度、方法正确的减肥是消除脂肪肝的重要方法。同时还要积极锻炼，经常进行户外活动。此外，尽量避免服用伤肝药物，用药前一定要咨询医生。

阿嚏！
恼人的过敏性鼻炎

2008 年，我们科室从主楼搬到医疗南楼，搬进去以后，我们科室的 3 位医生都出现了过敏症状。最严重的是我的一位学生，他的整个脸都出现水肿，眼睛像两个桃子一样，鼻涕流得稀里哗啦，两个鼻翼被擤得通红，局部毛糙起皮。他说他对猫毛过敏，一遇到猫毛，鼻炎就会发作。后来物业发现，南楼的管道里住着一只野猫。对我的这位学生而言，有他没猫，有猫没他。

据世界变态反应组织（WAO）统计，全球过敏性鼻炎的患病率为 17%，全球约有 6 亿人患有过敏性鼻炎。根据我国 11 个中心城市统计数据，我国过敏性鼻炎患病率为 8.9% ~ 21.4%。据统计推算，在我们的下一代中，过敏性鼻炎的发病率会上升到 30% ~ 40%。到那时，过敏性鼻炎恐怕会成为一种流行病。

❶ 鼻炎与过敏性鼻炎

鼻炎是医学术语，用于描述鼻腔中的一些区域因受到刺激而产生炎症。鼻炎是由于急性或慢性的鼻黏膜受病毒、细菌感染，或在刺激物作用下受损而致。

鼻炎典型的病症通常表现为流鼻涕。然而，鼻炎不仅影响鼻子，同时还会影响咽喉与眼睛，进而影响患者的睡眠质量、听力和学习能力，对生活造成困扰。

过敏性鼻炎即变应性鼻炎，是指特应性个体接触变应原后，机体释放出主要由 IgE 介导的介质（主要是组胺），并有多种免疫活性细胞和细胞因子等参与的鼻黏膜非感染性炎性疾病。

过敏性鼻炎最常见的症状是反复发作的鼻塞、鼻痒、流涕、喷嚏、头痛头昏、嗅觉下降、乏力、记忆力下降等。它所带来的痛苦是没得过鼻炎的人所不能想象的。

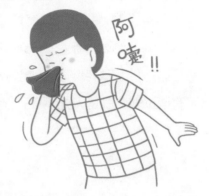

有些患者说，那种痛苦就像是脑袋在漏水的感觉。中医中就把鼻炎这个病叫作"脑漏"。过敏性鼻炎最严重的时候，症状远远不局限于流鼻涕、淌眼泪，还有各种奇骚异痒，甚至会诱发过敏性哮喘。

② 过敏，到底是哪里出了问题呢？

问题出在免疫系统。

刚出生的婴儿是稚阴稚阳之体，也就是说非常弱小，一切都要从头开始。免疫力就相当于我们体内的"警察"和"军队"，婴儿刚出生的时候，免疫力来自于母体，对外来的东西还分不清好坏，要在与细菌、病毒的过招中逐渐识别它们，进而产生对抗它们的能力。如果缺少了这种免疫力，在面对真正的细菌、病毒的时候，难免会出现不分敌我、对自己的免疫系统进行攻击的现象，这种状态就叫过敏。

过敏可以从字面上理解为免疫系统过度敏感而误伤自己。这个时候我们的免疫系统就像一个孤立无援的孩子，手里拿着一把刀，不管谁靠近他，都会被横刀相向。

其实，过敏性鼻炎是个体质问题，就跟你喝酒脸会红、头会晕一样，要么控制，要么抑制，别无他法。最好的办法就是找到过敏源，然后敬而远之，治不好我还躲不起吗？平时还要努力锻炼身体，提高免疫力。可有些过敏源就是无处不在，治也治不好，躲也躲不了，这可如何是好？

3 通鼻五式，和喷嚏说再见

中医一般称过敏性鼻炎为鼻鼽、鼽嚏或鼻窒，其本质是正气不足，无力祛邪。

中医认为鼻炎多因脏腑功能失调，再加上外感风寒、邪气侵袭鼻窍而致。因此，要治疗鼻炎，不能只调理鼻子，想要从根本上解决鼻炎的困扰，需要培固正气。

通鼻五式具有疏风清热、宣通鼻窍的作用，可以直接刺激下鼻甲，改善鼻炎发作期的鼻塞、流鼻涕、打喷嚏等症状。外邪侵袭，首先犯肺，多从口鼻而入，经常做通鼻五式可以固护正气，通窍祛邪，除了能有效预防过敏性鼻炎，还能预防四时感冒。

【 通鼻五式 】

❶ 捏鼻梁

用拇指、食指二指指腹轻轻捏起鼻梁上方两侧的皮肤，边捏边向下移动，反复操作 20 遍。

 操作时，轻轻捏起鼻梁处的皮肤即可，不要太用力。

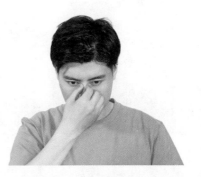

❷ 揉鼻部

用食指指腹按揉迎香穴、鼻通穴和印堂穴各 30 秒钟。

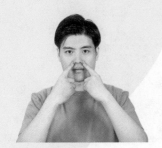 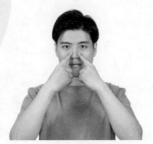 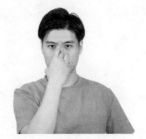

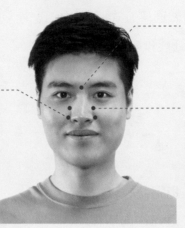

印堂穴

位于额部两眉之间。经常按摩此穴可明目通鼻、安心宁神

迎香穴

位于鼻唇沟中，鼻翼外缘的中点处。经常按摩此穴可疏散风热，通利鼻窍，缓解鼻塞

鼻通穴

又称上迎香，位于鼻翼软骨与鼻甲交界处，近鼻唇沟上端。经常按摩此穴可防治鼻炎、鼻窦炎和头痛等

 按揉以局部酸胀为度，动作幅度不能过大。

❸ 擦鼻翼

双手食指紧贴鼻翼，上下推擦鼻翼 30 秒钟。

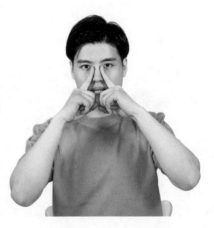

 推擦时，压力要适中，以免蹭破皮肤。

❹ 闭气冲鼻

两脚交叉而坐，用鼻子慢慢吸气，吸气末屏气闭眼，这时用右手拇指、食指二指捏住鼻翼，左右捻动，保持 3 秒钟；然后慢慢松开手指，缓慢用鼻子呼气，反复操作 3 遍。

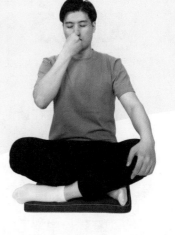

 捻动时力量以鼻翼酸疼为宜。

❺ 冷水浴鼻

每天早上起床后接凉水一盆，把整个鼻子浸入水中稍吸气，使水进入鼻腔与鼻黏膜充分接触，注意不要用力过猛。

 此法小孩慎用，以免呛水。如果有条件，可以使用洗鼻器和生理盐水冲洗。长期坚持此法效果十分显著，可提高鼻黏膜的适应能力，尤其对季节和温度变化引起的过敏性鼻炎非常有效，而且可以有效提高免疫力。但是刚开始操作时可能会出现鼻塞、鼻酸、流鼻涕等症状。

付医生『小贴士』

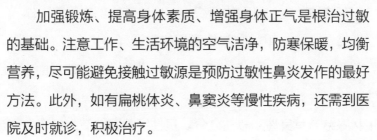

加强锻炼、提高身体素质、增强身体正气是根治过敏的基础。注意工作、生活环境的空气洁净，防寒保暖，均衡营养，尽可能避免接触过敏源是预防过敏性鼻炎发作的最好方法。此外，如有扁桃体炎、鼻窦炎等慢性疾病，还需到医院及时就诊，积极治疗。

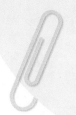

甲状腺结节，到底是个啥？

如今老百姓在谈论健康问题的时候，经常会说这样的话："以前怎么没听说过这种病，现在怎么这么多？"这里面有一部分疾病的确是随着人们生活习惯的改变导致其发病率有所增长，另外一部分却是随着医疗技术的提高近些年来才被发现的。

现在体检中常见的甲状腺结节，就属于第二种情况。人们发现自己得了甲状腺结节，都倍感焦虑，甚至怀疑"加碘盐"是疾病"元凶"，无疑是将甲状腺结节"妖魔化"了。

❼ 体检报告"新秀"——甲状腺结节

甲状腺位于人体颈部正前方的位置，在喉结下方，形似蝴蝶，是人体最大的内分泌腺。甲状腺具有分泌甲状腺激素的功能，该激素在人体生长发育和新陈代谢方面扮演着重要角色。

甲状腺结节实际是甲状腺细胞异常增生后，在甲状腺组织中出现的团块。有些结节内部是实体组织，有些结节内部充盈着液体。

说通俗一点儿，甲状腺就像我们的脸一样，也会长"痘痘"，这些"痘痘"有不同的性质，有的偏硬一点，为实性，有的里面充满脓液，为囊性。

甲状腺结节有良性和恶性之分。良性甲状腺结节大多较为安全，一般可以定期检查，观察其是否有变化。恶性甲状腺结节则需要手术治疗，但绝大部分可以得到根治。

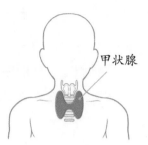
甲状腺

如果患有甲状腺结节也不必紧张，无论良性还是恶性都可以得到很好的治疗。一旦患者出现了呼吸困难、吞咽困难等症状，无论良性还是恶性都应该手术治疗，即使发展为恶性晚期病变依然需要积极地综合治疗，以防止癌细胞向远处转移。

甲状腺疾病可能出现的症状

大多数情况下，甲状腺结节没有任何症状，甲状腺功能也是正常的。有些人会感觉到颈部疼痛、咽喉部异物感或压迫感。有些晚期患者会发生颈部水肿的症状。甲状腺功能亢进症时，激素分泌失调，会出现心悸、多汗、手抖和消瘦。甲状腺功能减退症，会出现怕冷、全身乏力等症状。

2 甲状腺结节为何如此高发？

甲状腺结节患者在各个年龄段的人群中均可见到。在成人群体中，以体检方式统计的甲状腺结节发病率为 5% ~ 7%，以超声检查方式统计的发病率为 20% ~ 76%，且女性多于男性，男女之比约为 1 : 3.83。

甲状腺结节的常见病因包括缺碘、正常甲状腺组织过度增生、退行性改变、放射暴露史、遗传、甲状腺炎症等，还有一些潜在的致病因素，如微量元素硒的缺乏、肥胖等。但在现代此病成为高发病，与如今生活压力大密不可分。互联网时代，长期暴露于电离辐射的人群也成为甲状腺结节青睐的对象。

目前，尚未明确哪种预防措施可降低甲状腺结节的发病率，不过通过调整饮食结构，保持健康的作息来提高免疫力，并将机体的代谢水平维持在正常范围内等预防措施，对于大部分甲状腺结节都有一定的改善作用。

1. 作息规律：有助于维持较为平稳的甲状腺激素水平。

2. 适量运动：有助于提高机体抵抗力。

3. 远离放射源和电离辐射：多种研究表明，放射源对人体各个器官存在致癌风险。

4. 避免服用一些特殊药物：某些药物会影响代谢，比如减肥药等。

5. 饮食预防：适量的碘摄入，适量食用碘盐、海带等（结节伴有甲状腺功能亢进的患者，需要限制碘的摄入量）。

③ 清气化痰三式，防治甲状腺结节

甲状腺结节在中医学中属于"瘿病""瘿瘤""肉瘿"等范畴，是以颈前喉结两旁结块肿大为主要临床特征的一类疾病。中医认为，瘿瘤与情志和饮食密切相关。

若平素情志内伤，肝气郁结，经气不畅，津血失于正常输布，则凝结成痰，痰气壅结于颈前；若恣食膏粱厚味致使脾胃运化失常，痰湿中生，阻碍气血运行，气逆于上，痰气交阻于颈前，聚而成形，发为瘿瘤。

由于本病多为痰气壅结所致，那么我们就要想办法把"结"在一起的"痰"和"气"散开，这就要靠清气化痰三式。清气化痰三式通过作用于颈部的轻揉手法配合局部点穴，能够行气化痰，消瘿散结。

【清气化痰三式】

❶ 抹颈前三边

四指并拢从上往下，用轻柔的抹法，沿颈部正中线、喉结两旁、耳垂往下 5 条线单方向推抹，反复操作 10 遍。

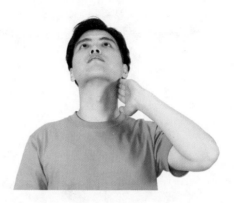

 操作时力量要轻，用涂擦脸油的力量即可。

❷ 按揉天突穴

用食指指腹按揉两锁骨中间的天突穴 1 分钟。

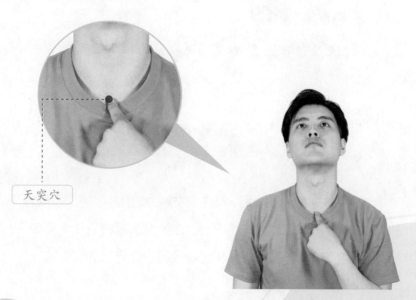

天突穴

 操作时手指向下方骨头上按揉，不能垂直向里按压。

❸ 按揉浮白穴

用拇指指腹按揉浮白穴 2 分钟。

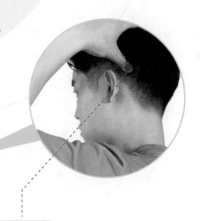

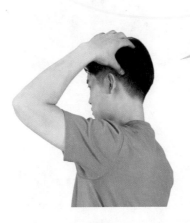

属于足少阳胆经，是足太阳、少阳之会，可治瘿气，即甲状腺肿大

注意 如果浮白穴处有硬结，除局部的按揉之外，还可以做上下推按操作。

付医生『小贴士』

甲状腺结节是小病，但也可发展为大病。面对任何疾病，我们不能不予以重视，也不必过度紧张。同时要作息规律，饮食均衡，情志愉悦……从自身做起，做自己的医生和守护者，让疾病远离你。

第 7 章

亚健康，让我们操碎了心

生活中，很多常见的症状都属于亚健康的范畴，包括肥胖、失眠、慢性疲劳、便秘或腹泻等"小问题"，以及脱发、心脏早搏（期前收缩），甚至抑郁等"大问题"。本章我将带领大家了解这些问题出现的原因以及应对的策略。

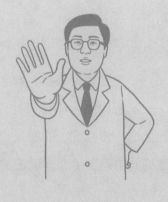

加油，
和肥胖说再见！

有时候我跟我的学生开玩笑说，搞推拿的都找不到对象，那真是太丢人了。但是这句话，自从小张成为我的同事之后，我就不说了。为什么呢？

小张在经历了他的第 35 次相亲之后，跑到办公室跟我说："付老师，如果我 35 岁还没有脱单的话就不结婚了。"这一次的相亲对象是他小姨给安排的，约好周六早上 9 点在朝阳门外的一家肯德基见面。小张 8 点就到了肯德基，眼神没放过进来的任何姑娘。可等了几小时，也没等到人，这时小姨打电话过来，说人家女孩嫌他太胖，没看上他，已经走了。

小张到底有多胖？数字还挺吉利：二百五十（斤）多一点……

从那以后，小张开始走路上班，每顿饭减半，夜宵也戒了。用他的话说，请他吃饭的都是"仇人"。一年以后，减到 91.5 千克的他和他的高中同学热恋，现在孩子已经 3 岁了。

① 要减肥，请先了解脂肪

在食物匮乏的年代，人们把胖作为生活富足的标志，并以胖为美。

234

但经济发展到今天，肥胖却带来了各种各样的疾病，严重威胁着人类的健康，人们又开始以瘦为美，"减肥"成为日常生活中出现频率最高的词之一。

在人体的代谢过程中，脂肪只是半成品。食物经过消化和吸收后，以糖原的形式储存在肌肉里用于日常消耗，废物被排出体外。脂肪这个半成品就像夹生饭一样，用也不是，扔也不是，我们的身体只好把它保存在肌肉的外面，等到能量不足的时候，再拿出来用。这就是为什么减肥运动只有到无氧状态时才有效果，只有这时才能消耗脂肪。所以，任何时候"少吃多动"都是减肥不变的原则！

如果这些半成品越来越多，屋子里放不下了就会堆到大街上，这个时候脂肪就变成痰湿之邪，就会堵塞气血运行的通道，身体的代谢功能就会出现障碍，高血压、高脂血症、高血糖、心脏病就一个一个地接踵而至。

2 瘦身五步，贵在坚持

世间安得两全法，不伤身体能减肥？其实那么多五花八门的减肥方法，真正靠谱的不外乎"少吃多动"四个字。"管住嘴，迈开腿"是调理代谢病的不二法门，同时我们还可以借助推拿按摩来疏通身体上脂肪代谢的通道，使减肥更加事半功倍。

减肥第1步 点巨阙控食欲

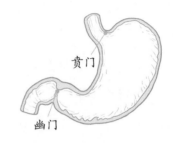

大家看到美食会"胃口大开",这个"胃口"就是食物经食管进入胃的入口,即贲门,它是我们控制食欲的"开关"。我们如果能控制住贲门,就能让大脑控制住嘴少吃一点。

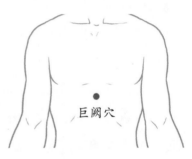

这个控制贲门的开关就是我们体表的巨阙穴,按压此穴可治消化系统疾病,有理气和中、健脾益胃之效。既能控制食欲,又能健脾益胃,可谓一举两得。

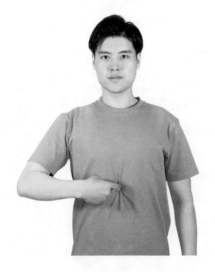

用食指、中指二指向斜上方按压巨阙穴,同时配合呼吸,吸气时加压用力,以觉微有胀疼为度,呼气时减压放松,每次饭前操作3~5分钟。

 注意 按压与呼吸配合操作。

减肥第2步　紧带脉收腰腹

人体自备一条"裤腰带"，这就是"带脉"，其主要功能就是"约束诸经"。人体的其他经脉都是上下纵向而行，唯有"带脉"横向环绕一圈，好像把纵向的经脉用一根腰带系住一样。

《黄帝内经》里说"带脉不固，腹若垂囊"。当带脉松懈的时候，就可能约束不住整个经脉，也就不能再约束腰腹部赘肉的生长，赘肉就会噌噌地长出来。

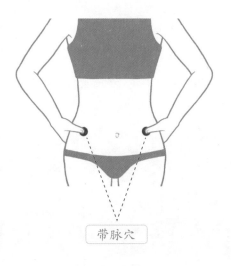

带脉穴

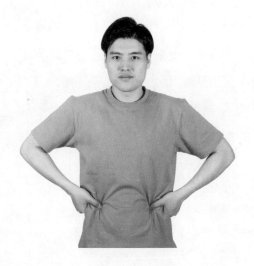

拇指和食指合力捏住带脉穴，待有酸胀感以后，默数5秒钟，然后慢慢松开，反复操作10遍。

 带脉穴附近往往能摸到筋结，拿捏筋结效果更佳。

减肥第3步　捏肚子，和肉肉说再见

天枢穴属于大肠经的募穴，大横穴属于足太阴脾经，是足太阴与阴维之会。刺激这两个穴位可以健脾祛湿、清肠通便、排毒养颜，捏挤这两个穴位可以去除腹部中心的脂肪，同时其他部位的脂肪也会随之慢慢削减。

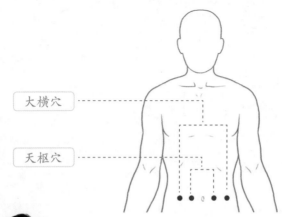

大横穴

天枢穴

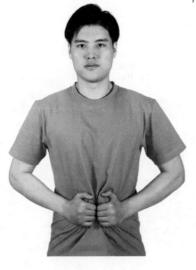

双手中指正对肚脐，用掌根和其余四指捏挤天枢穴、大横穴下脂肪层，用力挤压，感觉疼痛难忍后坚持 5 ~ 10 秒钟，放松 3 秒钟后重复捏挤，每次操作 3 分钟，每次吃饭前后各操作一遍。

减肥第4步 挺腹夹腿塑身形

穴位按摩和锻炼并不矛盾，甚至相辅相成。下面这个动作不仅能够锻炼腰腹肌肉、增强带脉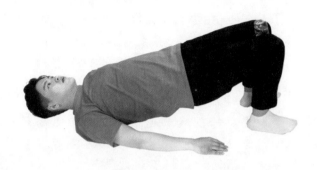的约束力、增加身体热量消耗，还能促进肠胃蠕动、增强胃肠功能。

仰卧，膝关节弯曲，两膝关节之间夹一个矿泉水瓶或一本书，脚掌放松，双臂放在身体两侧。

深吸一口气，吐气收腹的同时缓慢抬起骨盆，尽量把腹部与膝关节抬平，坚持30秒钟，然后缓慢放下，反复操作20～30遍。

 挺腹的同时，要夹紧双腿，不让膝关节间的物体掉落。

减肥第5步 腹式呼吸帮你瘦腰腹

我们每天呼吸1.8万～3万次。腹式呼吸法能够消耗腹部赘肉，同时还能增大肺活量、增强心肺功能、强化腹肌、收紧腰腹、改善腹部脏器的功能，让呼吸成为减肥道路上的助推器。

仰卧位或坐位均可，放松全身，右手放在腹部肚脐处，左手放在胸部；吸气时，最大限度地向外扩张腹部，胸部保持不动；呼气时，

239

最大限度地向内收缩腹部，胸部保持不动。

　　经过一段时间的练习之后，可以将手拿开，只用意识关注呼吸过程。每次可在睡前配合音乐，练习 30 分钟，能提高睡眠质量。

 呼吸过程中不要紧张和刻意勉强，初学者更应该注意练习的过程和对身体的影响。当练习一段时间形成习惯后，平时无意识的呼吸也可保持腹式呼吸。慢慢地，你就会发现呼吸越来越深长，肚子上的赘肉变少，整体精神状态也会有所提升。一切方法贵在坚持，"三天打鱼，两天晒网"是起不到效果的。

付医生『小贴士』

　　从生命科学和基因组的角度看，肥胖者要么属于先天遗传的"易胖人群"，要么是管不住嘴、迈不开腿的"脂肪代谢低下人群"，我们身边几乎所有的减肥成功者都是"自虐"型的，少吃多动是减肥亘古不变的方法。没有人能随随便便减肥成功，只要有毅力，相信你一定能健康有型！

给你的睡眠来一场仪式

在"抖音"里，我的那条"睡眠仪式"小视频被点击播放了上亿次，还有视频用我的录音配上各种各样的画面"二次创作"，着实把我给惊着了。玩"抖音"的多是年轻人，难道现在的年轻人已经不像我们当年那样倒头就睡、睁眼就起了吗？

近年来找我调失眠的年轻人越来越多，我发现问题远比想象的严重。根据中国睡眠研究会发布的《2017 中国青年睡眠指数白皮书》显示，多达 93.8% 的人会在睡前与电子产品"难舍难分"，有 76% 的人认为，睡个好觉是件难事。

田小姐就是一个典型案例。27 岁的田小姐是一名淘宝掌柜，囤了十几万的货走不动，于是登上各种平台：某宝、某多多、某店卖货，每天还要处理刷单、差评……渐渐地，她把夜晚当成了白天，天天忙到凌 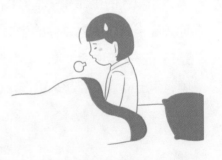 晨 4 点多。就算上床了，一闭眼睛，大脑还是处于活跃状态，试了各种各样的办法使自己入睡，都不管用。

"我这么年轻，总不能吃安眠药吧！"睡不着也没办法，她只好又掏出手机刷刷刷，田小姐就这样陷入了失眠……

1 失掉的是睡眠，损耗的却是生命

《黄帝内经》认为，人睡与醒就像自然界里的日升日落一样，阳入于阴，入即睡眠，阳出于阴，出即睡醒。人体的卫气白天运行在阳经里，为我们白天的劳作提供能量，为抵御外邪提供保护，夜晚回到阴经进行休整，人就会想睡觉。

如果这时你要加班、追剧、刷手机、打游戏……就相当于让只剩下半格电的卫气继续工作，卫气能量不足就从心那里"借"一点心血，再从肾那里"偷"一点肾精来补充电量。刚开始你也觉察不出来，当你发现想睡却怎么也睡不着的时候，就是心和肾都缺电了，中医里叫作心肾不交。这时除了失眠，还会出现头晕耳鸣、心烦心悸、健忘、腰膝酸软等症状。

如果人的生命是一盏灯的话，当灯油被悄悄地偷走，灯芯被悄悄地拔高，燃烧的就是你的生命。大家都检视一下自己，看看自己是不是每天都在给生命做减法。如果你的工作实在忙，我建议你晚上 11 点睡，早上 4 点以后起来工作，这样你的"灯油"损耗就会少一些。

2 给睡眠来一场仪式

对年轻人来说，失眠更多是一种负面情绪的反应，对此古代的那些文士们经常用"沐浴焚香，抚琴赏菊"之类的颇具仪式感的"神操作"

来宁心静性。这让习惯于睡前刷手机的年轻人有点不能理解。

但借助仪式感，的确可以拂去负面情绪，让平淡的生活庄重一些，有趣一些，激起我们对生活的热爱，增加我们对幸福的感悟。让我们给睡眠也来一场仪式吧！

在田小姐的失眠治疗中，我建议她把卧室里和睡觉有关的东西都换了，包括床单、被罩、枕巾、窗帘、灯都换成她觉得舒服的样式和颜色，然后每晚为她异常珍贵的睡眠举办一个仪式。

【睡眠仪式前的准备】

首先，睡前 30 分钟内不要再做任何与睡眠无关的活动，比如看电视、打牌、刷手机等让我们兴奋的事情。

其次，每天晚上坚持泡脚 15 分钟左右。泡脚可以使我们全身得到很好的放松，有利于睡眠仪式的进行。但要注意的是，泡脚的水温不可过高，保持在 40 ~ 50℃为宜，过高的水温对我们的皮肤和血管都会造成一定的伤害。

失眠泡脚方

黄连………3g　　　肉桂……3g

石菖蒲……3g　　　远志……3g

将上述药材打成粗末装入布袋，泡脚时放进盆里，边泡脚边适当揉搓。

【睡眠仪式】

❶ 逆推前臂

　　食指、中指、无名指并拢，中指略高，与其他二指呈凹槽型，把中指放在神门穴上，其余两指紧贴两侧皮肤，缓慢地向灵道穴方向逆推，推完一侧手臂再推另一侧，每侧操作大约 30 秒钟。

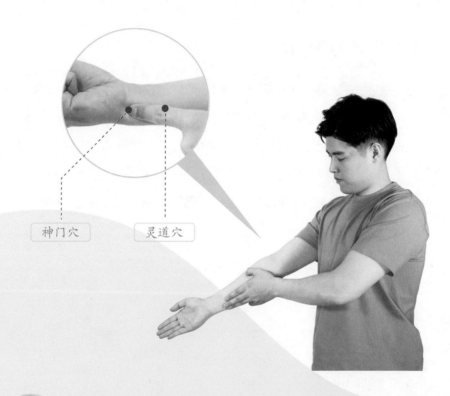

神门穴　　　灵道穴

注意 推的力度大约和涂擦脸油的力度一样，速度约为每秒钟 3 次。

❷ 熨目抚发

将双手掌心搓热后，轻轻放在眼睛上大约 10 秒钟，反复熨目 5 遍，然后双手轻轻抚摩头发 10 ～ 15 遍。

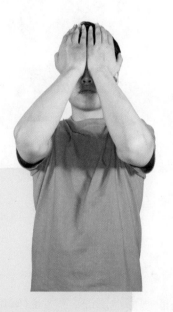 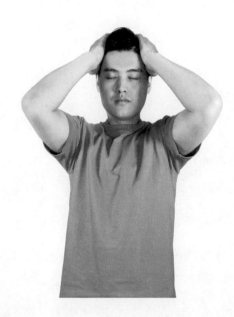

注意 熨目、抚发动作要轻柔。

❸ 和缓润腹

双手相叠置于腹部，以肚脐（中医称之为神阙穴）为中心顺时针摩腹30遍。

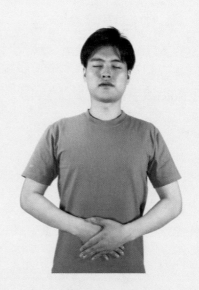

 摩腹时动作要轻，双手在皮肤上移动，速度要慢，大约3秒钟1圈。

❹ 滴水导引

（1）三调放松

静静地躺在床上，放松四肢，自然呼吸。心里默数呼吸，只数呼气不数吸气，数到30后，进入下一步。

（2）滴水导引

然后，想象自己漂在水上，随着波浪慢慢地漂流。这个时候你会觉得后背是空的，就像躺在白云里一样，身体随着波浪微微地晃动，全身都漂起来了。

这时一滴水滴在鼻子上，感觉特别的清凉，水顺着额头慢慢地流过头发，经过头顶掉到水里。所有水流过的地方都是凉凉的，和周围的皮肤感觉不一样。

又一滴水滴在左眼睛上，顺着左边眼眶沿着额头流了下来，流过了左耳上方，滴到了水里，你甚至都能听到水滴滴落的声音；又一滴水滴在右眼睛上，顺着右边眼眶沿着额头流了下来，流过了右耳上方，滴到了水里。

又一滴水滴在鼻子上，沿着人中、嘴唇、脖子正中、前胸、肚子中间流向肚脐，停到会阴上。所有水流过的地方你都觉得凉凉的、清清的，都放松下来了。

又一滴水滴在脖子上，顺着肩膀到达肘、腕、手指……

这个过程可以越想越细，细到水流遍你的每一根手指、每一根脚趾，一般还没想遍全身，就已经睡着了。

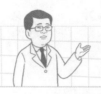

付医生『小贴士』

睡眠是一件自然的事情，布置一个有助于入睡的环境，睡前不饱餐，不生气，也不要有期待，让自己放松下来；躺下后不要试图借工具控制睡眠（比如玩手机），也不要强迫自己入睡。垂目为睡，闭目即能养神，给睡眠做一个仪式，让身心放松下来，定能安然入眠。

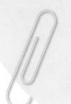

按摩防脱发的正确打开方式

我们科室每年元旦前后都要组织一次聚会。2018 年聚会的时候，我表扬了一位同事，说他工作努力，成绩突出，希望他越来越优秀，争取明年脱单。说完之后，科室里的几个小伙伴就起哄，说他的确是越来越"秃"出了。他自己也调侃说："脱单我说了不算，脱发我肯定没问题！"我心里忽然有一点小伤感，看来确实是年龄大了，"90 后"的学生都到了"成绩秃出，发际退后"的年龄了。

据国家卫生健康委员会 2019 年发布的调查显示，在我国 2.5 亿脱发人群中，20 ～ 40 岁的人占据较大比例，"90 后"正以"秃"飞猛进的态势积极加入脱发大军。近日有报道称，"00 后"的头顶也在沦陷，这"秃"起来的焦虑正在困扰着越来越多的年轻人。

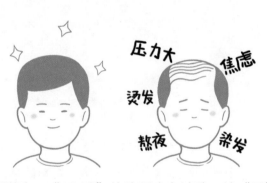

1 脱发有三种，你是哪一种？

在医生眼里，根据毛囊的破坏程度，脱发分三种：一种是可以治好的，一种是暂时能治好的，还有一种是怎么都治不好的。临床上因为外伤、烧伤或烫伤、感染、炎症性皮肤病（如盘型红斑狼疮、毛发扁平苔藓等）造成瘢痕生成，导致毛囊永久性破坏引起的脱发，属于永久性脱发。对此，我的建议是——选择一顶漂亮的假发。

最常见的脱发——脂溢性脱发

上述三种脱发中，第二种脱发占比最多，也就是暂时能治好，却最终逃不掉的雄激素性脱发，即我们常说的脂溢性脱发。

这一种脱发具有遗传性。在脂溢性脱发家族里，儿子 30 岁以后，脑门会越来越像父亲、舅舅。这种情况一般多发生在男性，女性很少，因为从遗传学的角度看，女性有两条 X 染色体，更容易过滤不良基因。因此，当你在脱发门诊发现接诊的医生也"聪明绝顶"时，千万不要惊讶，也不要怀疑他治疗脱发的能力，因为这属于不可抗力因素。

在遗传易感性的基础上，雄激素作用在敏感的毛囊上，使毛发变细变软。脂溢性脱发患者撩起头发的时候，会发现头发根部有很多是软的绒毛，而这些绒毛基本不长，最明显的就是头顶和发际处。很多脂溢性脱发患者发现使用西药非那雄胺或米诺地尔治疗后，可以减缓头发脱落，且头发有不同程度地再生，但是停药后头发还会重新脱落。

精神性脱发——斑秃

在第一种可以治好的脱发里，有一类是精神性的，比如斑秃。斑秃发病快，可能一觉醒来突然就发现头顶秃了一块。这个过程有点儿诡异，就像被鬼剃掉了头发一样，所以民间称为"鬼剃头"。

斑秃发病时是斑片状脱发，边界也比较清晰，秃发斑呈圆形、椭圆形或不规则形，局部头皮比较光滑。单个的斑秃比较常见，也有多发性斑秃的。

多发性斑秃发病时头顶有数个脱发区，相对单发性斑秃病情要严重得多，恢复也比较慢。多发性斑秃最严重的还会发展为全秃，甚至普秃。全秃就是头发掉光了，而普秃不仅会出现头发脱落的情况，腋毛、眉毛、睫毛等都可能会脱落。

斑秃同样受到遗传因素的较大影响。如果家族内有斑秃病史，遗传给后代的概率很高。如果先天免疫系统有缺陷，或者免疫系统紊乱，人体内的噬菌细胞就有可能会对毛囊发起攻击，造成脱发。

生活中最常见的诱发斑秃的原因是剧烈的情绪波动，长时间精神疲劳或处于高压状态，就会引起神经系统麻痹，内分泌紊乱，从而影响头皮供血，最终引发斑秃。

但也别担心，斑秃属于自愈性脱发，一般 3～6 个月可自行恢复。即使患了斑秃也不要过于紧张，最重要的是心态平和、保持心情愉悦，适当调整工作、生活和饮食结构，保证充足的睡眠。

需要注意的是，如果患上斑秃超过半年也没有恢复，或反复发作，就需要采用皮下注射一些促进毛囊生长的激素类药物的方法来维持毛囊生长和延长毛囊生长期，使微小化的毛囊发育增大，从而促进患处头发生长，缓解斑秃症状。

但皮下注射也是有副作用的，可以优先选择传统的绿色疗法，用生姜推擦就是其中一种非常方便、有效的办法。

❶ 生姜擦法

生姜有解表通窍、温通毛囊的作用。用生姜推擦头皮有利于增强头皮的血液循环，对斑秃这类脱发的治疗有一定的帮助。

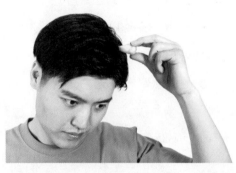

先把生姜一头切开，然后像用橡皮擦一样轻轻推擦患处头皮，生姜表面变干了以后削掉一片继续使用，每次推擦3~5分钟，一天4~5遍。

 操作时动作要轻柔，以局部微微发红发热为度。

❷ 通五经法

用拇指按住太阳穴，其余四指指腹从前往后轻轻推梳头皮3分钟。该动作可促进头皮的血液循环，有助于缓解斑秃症状，促进患处毛发生长。

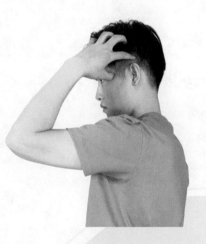

 动作要轻柔和缓，如果发现头皮下面有痛点或硬结（疖疹除外），就在这个地方多按一按、揉一揉，平时愿意梳头的朋友，也可以选用比较粗疏的木质梳子梳头。

2 固发防脱四式，秀发"春风吹又生"

中医认为"发为血之余"，就是说当人体的血液供应完五脏六腑肢体关节后，多余的就会留给头发。所以气血较好的人，头发不仅多，而且韧性好，长发也不会分叉。另外，肾之华在发，肾气足的人，头发又黑又亮；肾气虚无力充养头发，则会使头发变白。

头发作为我们身体的一部分，也有衰老的时候。《黄帝内经》说"女子五七，阳明脉衰，面始焦，发始堕""男子五八，肾气衰，发堕齿槁"。意思是女士们到 35 岁时，男士们到 40 岁时，都开始出现肾气虚、气血弱的体质特点，从这个年龄段开始我们就会发现头发掉落得比以前多了。同时，头为诸阳之会，头皮经络不通，也会引起脱发。

那么，怎样让脱发过程减缓，让掉了的头发再长呢？

头发长在人体最顶端，血要引到头上去，就需要增强我们身体的发动机——肾的动力，并把我们的"送血"通道——经络疏通，头皮这块"土地"因为有气血营养的支持就会变得平整疏松，从而更利于头发的生长。

下面几招养发导引"小动作"，就能有效增加肾的动力，疏通经脉，让你的头发"春风吹又生"。

【固发防脱四式】

❶ 三调放松

正坐勿靠，双目轻闭，松舌松齿，双手轻放大腿上，缓慢地深吸气，再将气慢慢吐尽，自然呼吸，默数呼气 30 次。

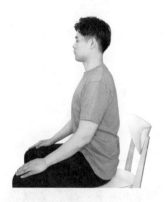

 每天拿出几分钟时间练练此动作，可以有效放松身心，防止精神性脱发。

❷ 握固掩耳

放松正坐，双手拇指内屈扣于掌心，其余四指轻轻握住拇指，数 10 个呼吸。

然后左右手抓住耳朵，呼气时慢慢上提，吸气时放下，反复操作 5 遍，再双手捂住耳朵，静息 10 个呼吸。

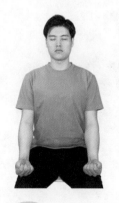 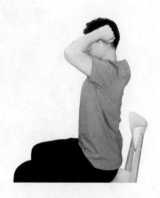 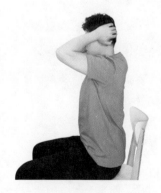

注意 操作时，动作要与呼吸配合。

❸ 点按五经

　　双手五指微曲，分别置于头部两侧。五指指尖分别沿督脉、膀胱经、胆经五条线，从前发际点按到后发际，点按时手指下出现酸胀感后，停 5 秒钟再移一指距离到下一个点，每条经络做 10 遍。

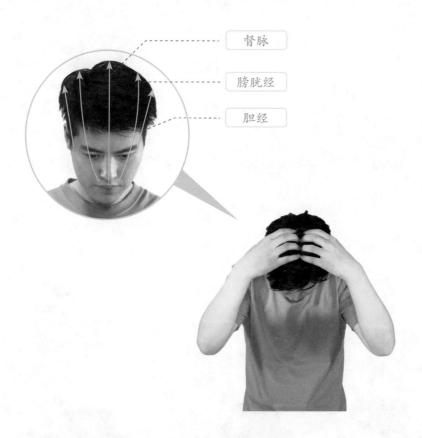

督脉

膀胱经

胆经

注意　操作前，请修剪好指甲，以免损伤头皮。

④ 攀足固肾

取坐位，两脚自然分开；逆腹式
呼吸，呼气时弯腰俯身，双手沿小腿
慢慢向前直到抓住脚踝，头慢慢上仰；
吸气时慢慢坐直，一共做 12 遍。

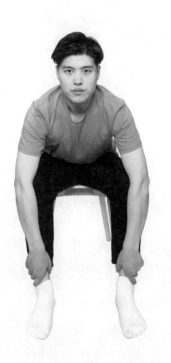

 操作时，用逆腹式呼吸，
吸气时腹部凹陷，呼气时
腹部鼓起。

付医生『小贴士』

普通人每天有 50 ~ 80 根头发会自然掉落，这是一种
很正常的生理现象，所以平常脱发一般不用太在意。如果
在洗头、梳头时掉头发明显增多（可以数数有没有过百），
发质变脆，头皮发痒、发疼，则需要引起重视。除了做我们
的养发导引"小动作"，一定要保持作息规律、饮食合理、
心情舒畅。

不要说我"懒"，我只是"慢性疲劳"

　　29 岁的小孟是北京大学毕业的高才生，他也是一位网络小说家，从大学二年级开始动笔，至今累计创作了 8 000 余万字。小孟的创作大多在午夜之后开始，他说一到午夜 1 点以后就文思如泉涌一发不可收拾，等见证过凌晨 4 点的首都街道，就爬上床睡觉，然后一觉睡到中午 12 点，吃过午饭再开始新一天的工作。

　　他来找我就诊是因为最近总是莫名头晕、记忆力下降、浑身酸痛。小孟私下跟我说，以前就算再累，睡一觉就缓过来了，现在也不知道怎么回事，总感觉睡 24 小时都不够。他还悄悄和我说，最近对当年爱得死去活来的女朋友也一点儿兴趣没有，喝杯咖啡、看场电影都觉得是个负担，也说不清楚自己为何那么烦躁，什么事都不想干。

　　其实，小孟是得了"慢性疲劳综合征"。正在看书的你，有这种情况吗？

1　什么？疲劳也是病？

　　疲劳不是病，慢性疲劳真是病！这是一种生活方式病，表现为人每天懒洋洋的，回家就想"葛优躺"，什么事都不想做。

在互联网、媒体、医疗、金融等行业里，这个病有个雅号："996•ICU"。在这些行业工作的人经常连续加班，双休日无休，每天做不完的事，见不完的客户，喝不完的酒。结果就是身体出现持续性疲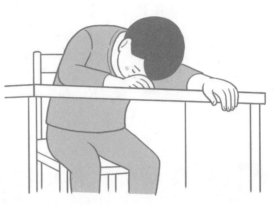乏无力、头昏脑涨、失眠多梦、记忆力减退、专注力下降、脱发白发、腰酸背痛等症状，持续 3 个月甚至是 6 个月后，慢性疲劳综合征就不请自来了。某一天突然扛不住了，英勇入住 ICU。

慢性疲劳综合征是一种处于身心疾病边缘的亚健康状态，也是一种疾病与健康之间的过渡状态，可谓"缓刑期"。亚健康并不是终点，如果不加控制，早晚会和心肌梗死、癌症等重症不期而遇。就像站在跷跷板的中间，不断往疾病那边倾斜，倒向悲剧也只是时间的问题。

如果你总是感到疲劳，千万别用慢性疲劳综合征或亚健康来敷衍自己，一定要弄清楚疲劳的根本原因，以免疾病到来时措手不及。

在这里要给年轻人一个忠告，一定要注重生活方式的健康，平时要规律生活，包括学习、工作、饮食、睡眠、运动等。正确地进行自我调整，特别是面对生活中的烦恼时，要学会自我减压，保持身心健康。如身体不适感持续时间超过 6 个月，应及时到医院就诊。

中医认为，肝是"罢极之本"，罢，音义同疲，罢极，即劳困的意思。这句话是说人有多少潜力，有多少耐受疲劳的能力，根本在于肝的功能。如果肝被累坏了，那就是耐受疲劳的能量槽空了，修复跟不上损耗，也就成了疲劳综合征。

② 慢性疲劳，你中招了吗？

如果人体长期处于疲劳状态，轻则影响工作生活，重则引发猝死！想知道自己目前的"疲劳风险程度"，只需要看看下面这座三层"疲劳宝塔"你已经"爬"到哪一层了。

程度 1 ——晚上睡不着，早上起不来

一般情况下，晚上 12 点之后还不睡或者睡不着的，都很容易拖累身体，因为身体此时要集中精力处理代谢废物，以使人早上起床精神饱满，但是如果晚上不早睡、白天起不来，就很容易加重身体的负担。

程度 2 ——工作效率降低

越是熬夜努力加班工作，工作就越是做不出来，大脑缺少了必要的休息，思维停歇，工作效率大打折扣。在睡眠剥夺的状态下，人往往会烦躁、易怒、偏执，进入"不搞定这个问题不睡了"的亢奋状态，肾上腺素大量分泌，如此又会影响睡眠质量，加重第二天的疲劳感。长此以往，慢慢陷入不自知的恶性循环。

睡眠剥夺又称作睡眠不足，可以是长期的，也可以是短期的。长期睡眠不足可能会导致疲劳、白天昏昏欲睡、反应迟钝、体重增加或减轻。它对大脑和认知系统有负面影响。人在不睡觉时，记忆、判断、决策等相关的认知功能会减退。芝加哥大学艾伦·瑞斯萧芬睡眠实验室的研究显示，两周以上的持续性睡眠剥夺会造成实验大鼠的死亡。

程度3——精力难以集中

人在极度疲劳时，会出现大脑供血不足、代谢废物堆积，判断力及注意力被干扰等问题。如果觉得脑袋昏沉、不能集中精力，甚至在刷微信、刷微博的时候都两眼放空、大脑"死机"，那就证明你其实已经极度疲劳了，此时再猛灌咖啡、冷水洗脸给自己"续命"，那真是一只脚在猝死的边缘疯狂试探。这种情况下，立刻放下手中一切事务，好好休息，才是唯一的解救之道！

3 慢性疲劳，如何调理？

在中医里慢性疲劳综合征属于虚劳的范畴，是一个多系统的复杂疾病，年轻人的疲劳感还不能简单定义为虚劳。

肢体疲劳

中医认为"肝藏血"，负责调动气血到全身各处，一举一动都需要肝血来输送能量。天天加班熬夜，时刻不休地耗伤肝血，怎能不疲劳？

当出现身体犯懒、浑身发僵、腰酸背疼的症状，说明肝血不足，筋脉失养，致使筋疲无力。来一段抻筋养肝操，养护肝血，让你充满活力。

【抻筋养肝操】

❶ 撑臂导引

两腿开立，与肩同宽，自然呼吸，两手十指交叉于脐下；吸气时，双手托举至胸前；呼气时，翻掌向上托举至头顶极限处，保持 2 个呼吸。

接上式，下肢保持不动，呼气时，身体转至左侧极限，保持 2 个呼吸还原。

接上式，下肢保持不动，呼气时，身体转至右侧极限，保持 2 个呼吸还原。

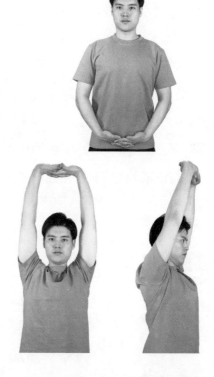

接上式，吸气时，十指分开，两臂从两侧缓慢落下至体侧。

整套动作反复操作 5 遍。

 八段锦中有"两手托天理三焦"的动作，我们通过抻臂导引抻两胁、转胸腰、调呼吸，可以疏肝利胆、益肺强心、通调三焦，使气生运行和顺通畅。操作时动作要和缓，与呼吸配合，不可急躁。

② 大步降龙

两腿开立与肩同宽，右脚向前大步迈出，脚尖外撇 90°，足跟踏实成右弓步，上身微前倾，向右转体 180°，头部向右旋转，眼睛看向左脚跟。

左手掌心朝上，向头顶左上外方向托举，右手向后推伸，与左脚跟上下相对，保持此动作 10 个呼吸，左右两侧交替操作 3 遍。

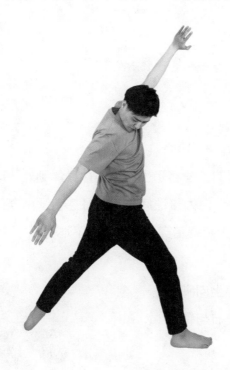

注意 大步降龙来源于传统武术的站桩功，双手一托一拉相互拉伸，身体一拧一转周身牵引，可拉伸全身经筋，有静中求动，增力强身的功效。

❸ 正坐挤瓶

身体正坐，小腿与地面呈 90°，两膝盖间放一个空矿泉水瓶。

吸气，两腿用力向内挤压瓶子，使大腿内侧、腹股沟直到小腹部出现紧张感，屏气停 5 ~ 10 秒钟；呼气，慢慢还原放松；反复操作 10 ~ 15 遍。

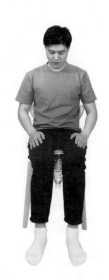

 我们通过挤瓶子这个动作，壮大肌肉关节力量，缓解全身经脉疲劳，可同时配合提肛，效果更佳。

❹ 卧式伸展

慢性疲劳综合征的人睡着了也不踏实，身体到处乱动，睡醒了浑身发僵。卧式伸展是专门为慢性疲劳综合征患者睡前准备的，每天睡前练一练，会让你晚上睡得踏实，早上起来不难受。

（1）弓腰伸臂

跪在床上，臀部坐向脚后跟；双腿分开，膝关节与臀部同宽。

身体向前，双臂平伸上举，额头触碰到床面；吸气时保持姿势不变，呼气时塌腰收腹，身体向前伸展，保持 10 个呼吸，反复操作 5 遍。

（2）抱膝屈腿

仰卧位，双手抱住一侧
膝关节，另一侧膝关节伸直。

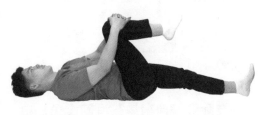

吸气，双手下压，使膝
关节尽量靠向腹部，到极限处
后屏气坚持 3 秒钟；呼气，双手松开膝关节，停 1 个呼吸；左右两侧
交替操作 10 遍。

（3）引颈挽足

仰卧位，双臂向上伸直，与肩同宽，自
然呼吸 3 次。

吸气时，双臂向上抻举，仿佛推动物
品，带动颈部向上牵引，同时双脚用力伸直，
腰部有牵拉感后，保持 3 秒钟，反复操作
15 ~ 30 遍。

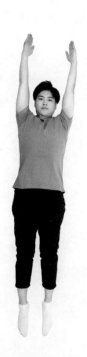

精神疲劳

肝主疏泄，肝气不舒，会影响其他脏器，甚至人的精神状态。如
果肝胆气虚，则会觉得生活没有意义，没有干劲，整日无精打采。对此，
下面这套开郁醒神三式非常有效。

【 开郁醒神三式 】

❶ 分梳五经

双手五指微屈，四指指腹放在前额发际处，拇指放在耳前鬓角，由前向后推梳头皮到后发际处30遍。

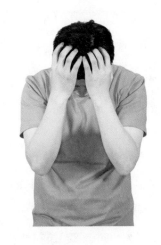

 操作时不能搓头发。此动作具有开窍醒神、舒筋护发的作用，能够缓解用脑过度引起的失眠、健忘、头部昏沉等症状。

❷ 分推两胁

双手五指分开，中指相对放胸部正中，双手由中间向两边分推30遍。

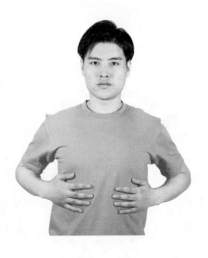

 分推两胁时，应单方向操作。该动作具有疏肝利胆、开郁散结的作用。

❸ 蛙式导引

跪坐，保持上身正直，双手握拳置于两胁；吸气时，肘部向后，两肩胛骨内收，屏气 3 秒钟；呼气时，手臂向前方伸出，并由拳变掌，掌心向外；吸气时，两手臂向上向外向后划弧，随后两手握拳，收于肋下并夹紧；呼气时，两臂放松落下置于两膝。反复操作 10 遍。

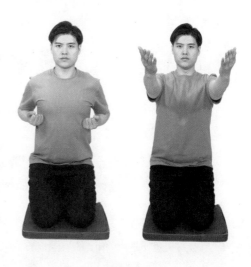

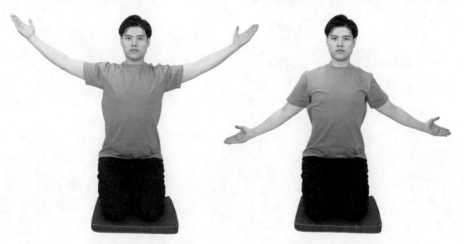

注意 蛙式导引模仿青蛙划水动作，通过手臂张收，配合呼吸训练，可以促进气血运行，充养脏腑之气，具有醒脑提神、治疗"五劳七伤"及水肿病的作用。练习时，注意动作要连贯，中间不要停顿。

付医生『小贴士』

　　如果你已经感觉到身心疲惫，那就是身体提示你需要休养生息了。休养不等于躺着，而是要借这个机会，调整好心态，为你的未来做一个规划，理清工作和生活的关系，放下不必要的包袱，为了你的健康做一定的让步。

　　在生活中，每天保证足够的睡眠时间，并预留出 20 ~ 60 分钟的午睡时间；培养颐养身心的兴趣爱好；坚持参加诸如快走、慢跑、骑车、游泳等有氧运动，可以有效改善机体代谢状况，激发机体活力，对慢性疲劳综合征的临床恢复效果非常好。

　　相信练了我教给你的这些方法，记住我给你的善意提醒，坚持住，就一定能超越自己，焕发活力。

肠胃之苦：便秘与腹泻

有一对来自唐山的夫妻第一次来门诊找我看病时，先生看的是便秘，夫人看的是腹泻。我就让他俩一个人治疗的时候，另一个人在旁边看着，回去以后照猫画虎，可以相互治疗。

治了两周以后，这位女士忽然跟我说："付医生，我发现了一个秘密。"我说："你说说看。"

她说："你给我治疗和给我先生治疗时，手法和穴位是一样的。中医不是说要辨证论治吗？应该每个人的方法都不同才对，何况我俩一个便秘、一个腹泻，病也不一样，但为什么我俩都好了呢？我和我先生想了好几天也没想出个所以然来，所以今天特意来问问你。"

我说："你厉害呀！这都让你发现了。实际上，这是中医的一个诀窍，叫作'异病同治'。不过看似取的穴位、用的手法相同，其实也有微小的不同。"

为什么我会用大致相同的方法来治疗便秘和腹泻呢？

⬡1 "屁屁"的前世今生

人体的消化系统是一个井然有序的工厂，从进口到出口，整条生产线大约长 9 米。食物从进入口腔开始，任何一个环节出现问题，都可能引起大便性状的改变。经常食用过凉的食物，就容易腹泻；经常食用过硬不易消化的食物就容易便秘。

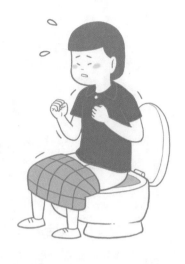

你一定听到过有人这么说："我2天都没大便了，不会是便秘吧？""我今天都去5次厕所了，有点拉肚子……"便秘与腹泻（拉肚子），是好多人日常挂在嘴边的话，那便秘和腹泻究竟与大便次数有什么样的关系呢？

便秘和腹泻在医学上是有明确定义的，我们不能仅靠一天排便的次数就下判断。便秘不是病，而是一种症状，主要表现为排便次数减少（一周3次以下）、大便干结、排便费力等。

导致便秘的原因有很多，一方面与我们日常习惯密切相关（如进食量、运动量、摄入水分等），同时，痔疮、糖尿病、肠管肿瘤或炎症等疾病也会导致便秘的发生。此外，工作生活压力大、精神紧张也会引起便秘。

腹泻指的是排便次数明显比日常次数要多，并且大便水分多或不成形，同时会有排便急迫感与腹部不适的情况。急性腹泻大多是由于细菌、病毒感染导致，慢性腹泻则与疾病有关（如肠易激综合征）。

其实，每天的大便次数在医学上并没有绝对的标准：有些人每天排便1次，有些人每天排便2～3次，还有的人两三天排便1次。这些都与个人体质有关，没有绝对的标准。不管"次数"多少，只要自己舒服，拉出的便便看着也正常，就可以啦！

2 通腑六式，排毒养颜

人体摄入饮食吸收后产生的废弃物及新陈代谢产生的废弃物要通过汗液和二便排出。一旦排泄出现问题，毒素就会堆积，身体健康自然受到影响。中医看病由表而及里，通过汗和二便的情况可以推导出体内五脏六腑的情况。那我们有没有一个简单的方案来解决体内"垃圾"问题呢？

清理人体"垃圾"就要通六腑，那怎么通六腑呢？《黄帝内经》说："胸腹者五脏六腑之宫城，阴阳气血之发源。"六腑都在腹部，且没有骨头保护，可以用手触摸到。故六腑是否通畅，也可以通过手感知出来。如果六腑不通，当然也可以通过外力让它通畅。因此，通六腑最好的方法就是揉肚子。

不管是便秘还是腹泻，都是六腑这条生产线出了问题。我们根据历代揉腹养生的方法总结了"通腑六式"，对于清理身体"垃圾"、维护身体健康效果良好，每天练一遍，排毒养颜两不误。

【通腑六式】

❶ 指揉腹中

仰卧位, 全身放松, 自然呼吸, 双手四指对齐, 指尖关节相对, 轻放于胸骨下方腹中线上。

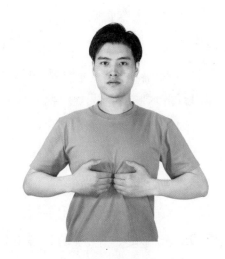

手指慢慢向下按压, 肚子有轻微的闷胀感后, 带动皮下组织慢慢地做顺时针的揉动, 边揉边往下移动, 一直揉到耻骨联合处, 反复操作 10 遍。

 操作过程中如果某一个地方疼痛明显, 就把揉动的速度放慢, 按压的力量减轻。

❷ 掌揉腹外

两个手掌放在小腹部, 沿着腹部外侧, 边揉边缓慢移动, 手指碰到肋骨以后, 慢慢地边揉动边向中间靠拢, 反复操作 10 遍。

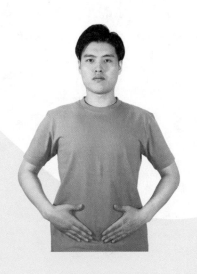

注意 手掌由外向内旋转按揉, 移动要缓慢。

❸ 直推腹部

两拇指相对，放于胸骨下方，四指朝下，手掌轻轻下压，从上往下缓慢推至耻骨联合边缘，反复操作 10 遍。

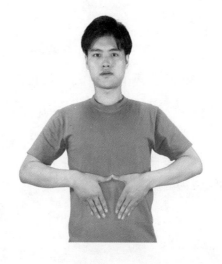

注意 操作时，推动速度要缓慢。

❹ 团揉脐周

右手抱成碗状，扣于肚脐上，左手放在右手背上，顺时针环旋揉动 2 分钟，再逆时针环旋揉动 2 分钟。

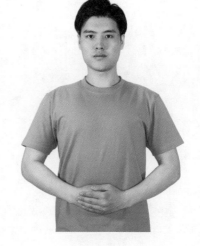

注意 操作时，环揉速度要慢，用力要均匀。

❺ 点天枢大横

食指、中指、无名指三指并拢放在天枢穴和大横穴的连线上，吸气时随着肚子的凹陷慢慢向下按压，局部有抵抗和疼痛感后，向上或向下推按，反复操作 2 分钟。

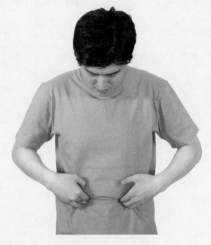

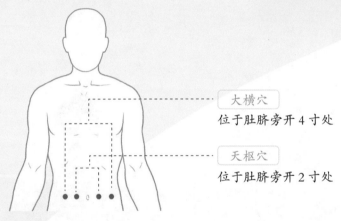

大横穴
位于肚脐旁开 4 寸处

天枢穴
位于肚脐旁开 2 寸处

 按压要与呼吸配合，便秘向下推按，腹泻向上推按。

❻ 叩击胃经

小腿屈曲，一只手扶住膝盖，脚自然下垂，另一只手握空拳，沿胃经路线从上往下叩击，反复操作 10 遍。

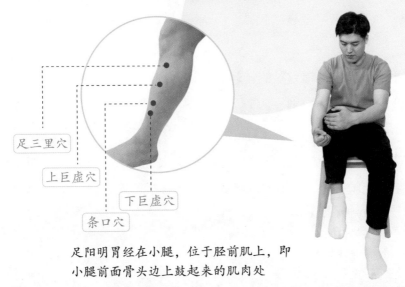

足阳明胃经在小腿，位于胫前肌上，即小腿前面骨头边上鼓起来的肌肉处

 叩击小腿上 2/3 部分时，力量要重，叩击下 1/3 部分时，力量要轻。腹泻从下往上叩击，便秘由上往下叩击。叩击时要求局部有酸胀感。

付医生『小贴士』

　　健康的饮食可以有效避免胃肠道功能产生紊乱。要保证一日三餐，定时定量，多吃新鲜的蔬菜和水果，控制肥甘厚味食物的摄入量，少吃生冷、辛辣的食物。要养成良好的排便习惯，固定排便时间，不强忍大便，不在排便时读书、看报、玩手机，不滥用泻药，以免造成肠道黏膜损害。

你好大的"口气"

对于当代追求"精致"的年轻人来讲，最能瞬间把"精致"毁灭殆尽的武器便是——口臭！

那夜，微风轻拂，月色正好，小H终于约到了大学里追了很久很久的女神。在土城墙边的小树下，他俩含情脉脉地对视，靠近，再靠近，结果，瞬间两脸尴尬，女神避而远之。每当谈到这段往事，小H就一脸无奈，追悔莫及……

① 你的"口气"，你知道吗？

作为"无声又无情的社交杀手"，全球有20%的人受到口臭的困扰，中国的口臭患病率可达27.5%，正所谓"四人同行，必有一口臭"。

世界上最尴尬的事情并不是有人说你"口气大"，而是在别人说你"口气大"之后你并不自知。口臭者自己往往很难发现，因为你的嗅觉神经细胞早已"醉倒"在口臭中。这里先给大家分享两个小办法，可以自行判断一下自己的"口气"如何。

"口气"收集法

伸出你的双手，捂住你的小嘴，深吐气，呼气，再深深地闻一下，怎么样，有没有酸爽的气味？或者换一个一次性口罩，正确佩戴后大口呼气，会更为酸爽。

"口水"收集法

伸出你的舌头，用舌尖部位抵住你的手腕、手背或其他部位，保持这个姿势10多秒钟，等口水干了之后再闻一下，有没有什么浓烈的异味呢？

在我们自查了"口气"之后，有的小伙伴又要说啦，我明明是"双勤两不"的好青年：勤刷牙、勤漱口、不抽烟、不喝酒，为什么口臭还是缠着我不放呢？

2 害你口臭的"四大嫌疑犯"

口臭的问题其实和我们的洗手间地漏反味是一个道理。在我们的身体中，口腔下面是咽喉和食道，再下面就是胃了。如果它们当中有哪个出了问题，味道自然会通过口腔散发出来。当然，咽喉还连接着气管和肺，但是只有在气管和肺出现炎症时口腔才有反应。既然如此，我们就要从口腔、咽喉、食道和胃来找口臭出现的原因。

首先，既然是口臭，"当事人"口腔的"嫌疑"非常大。看一下口腔里的陈设，牙龈、牙周、牙髓都是容易发生炎症的地方，还有作为"地板"的口腔黏膜，发生口腔溃疡后一样会引起口臭的问题。这些"口源性"因素要求助口腔医生解决，同时要注意口腔卫生。

其次，扁桃体及会咽部的炎症也会出现口臭，积极治疗后就可解决。

此外，食道和胃部疾病引起口臭更为常见，比如胃食管反流、胃炎及胃溃疡等。

《医论选要》中说："口臭者，乃脏腑臊腐之气，蕴积于胸臆之间而生热，冲发于口也。"简单来说，"热"是引起口臭的直接因素。那么"热"究竟从哪里来的呢？除了"热"，还有什么因素能引起口臭呢？

"火"所导致的口臭通常是脾胃积热型，这类小伙伴通常是寻求"刺激感"的吃货朋友们，油炸、烧烤、大鱼大肉、无辣不欢，这些都是我们平时说的"上火食物"，那进去的"火"自然要在身体里"搞怪"。

中医认为，脾升胃降，胃本来能够将浊气下行，但是吃进来的"火"会扰乱脾胃的正常秩序，胃气上逆，自然这个气味就反到嘴巴里了。

除了脾胃积热，肺热亦可导致口臭。这点在吸烟的朋友身上尤其明显。中医认为，烟草味辛，性温，加以明火燃之，火热之性愈加猛烈。长期吸烟，邪热入肺，痰浊之邪蕴于其中，自然污浊之气会从口中散发出来。

这个"寒"指的是脾胃虚寒。不是说口臭都是"热"引起的吗？怎么又是因为脾胃虚寒了呢？现在年轻人大多喜欢贪凉饮冷，即使冬天，也是雪糕、冰西瓜照吃不误。长期食用寒凉食物，寒气自然凝结于脾胃，阳气受损，运化功能随之变差，无法及时运化食物及水液，而脾升胃降的功能也受到影响，自然嘴里会出现腐臭之味。

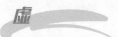

我们的嘴巴最简单的功能就是吃东西，那么口臭自然与"食"分不开。有的人脾胃功能偏弱，当一顿饭吃太多或吃了很多不易消化的食物时，脾胃不能完全把食物消化掉，这种"粗加工"的半成品食物就会停滞在胃中，在胃液的作用下，半成品食物会腐败发酵，产生的气体上冲于口，就会出现馊腐酸臭的气味，这就是我们说的"食积不化"。

虚

"虚"所导致的口臭通常是肾气虚弱型，这个和"上热下寒"体质密不可分。《冯氏锦囊秘录》说："盖齿属肾，肾气一虚则虚火壅于上焦，故乃口臭，名曰臭息。"我们人体是一个整体，心火下降于肾，肾水上济于心，肾气虚弱，肾水不足，阴虚火旺，虚火上炎，火一直向上走，自然也会出现难闻的口气。

③ 通腑降火操，还你清新口气

口臭虽痛苦，治疗当谨慎。顽固的口臭如此缠人，"小动作"就派上了大用场，平时就要练起来啦！练好之后，你也可以遂心如愿，吐气如兰。

【通腑降火操】

❶ 揉通六腑

腹部正面分布着任脉、肾经、胃经、脾经 4 条纵行经脉，共 7 条纵线，因为肾经和任脉间距只有 0.5 寸，大约半个手指宽，所以肾经和任脉可作 1 条线来按揉，这样就一共要按揉 5 条线。

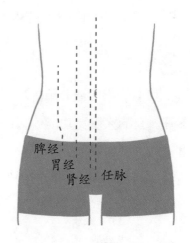

平躺放松，手指弯曲并拢，使食指、中指、无名指、小指四指指腹对齐，食指指尖放在胸骨下缘，四指同时加力向下按压，待腹肌内部有抵抗感、局部有酸胀感以后，顺时针缓缓揉 10 圈，然后下移 1 厘米左右，继续按揉，顺着腹部正中线，从上往下一直揉到腹部最下面的耻骨联合处。

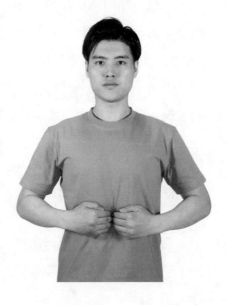

手形和上一个动作一样，两手四指指尖分别放在左右两侧的胃经上，胃经距离腹部中线旁开 2 寸（大约有并拢的三个手指宽），依上法从上往下顺胃经按揉。

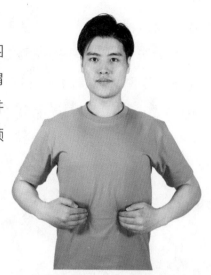

脾经距腹部中线旁开 4 寸（宽度大约为五指并拢一掌的距离）。四指并拢放在脾经上，沿肋骨缘向下，由外向里缓慢推按，边推按边往下移，直到耻骨联合处，反复操作 10 遍。

 注意 操作过程中如果某一个地方疼痛明显，就把推按的速度放慢，按压的力量减轻。

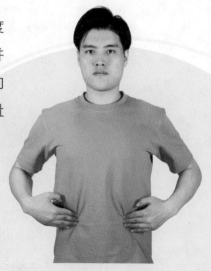

❷ 按大陵穴

操作时，用拇指按住大陵穴，待有酸胀感后，保持按压力量不变，然后使拇指指尖对着手掌的方向，继续点按 3 秒钟，放松 1 秒钟，重复 10 遍；左右手交替操作 10 遍，每天 3 次。

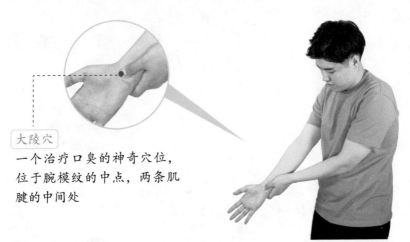

大陵穴
一个治疗口臭的神奇穴位，位于腕横纹的中点，两条肌腱的中间处

注意 拇指按压时应旋转向手掌方向。

付医生『小贴士』

想要彻底解决口臭的问题，先要找到引起口臭的原因，有的放矢地治疗，既避免了尴尬，也维护了健康。饮食上多吃纤维素含量高的蔬菜，少食油腻辛辣的食物；遇事放宽心，不熬夜，保持良好的生活习惯。

心脏为什么会"偷停"？

我们现在经常在网络上、各种新闻中看到有人年纪轻轻就因为心脏疾病猝死了，所以一旦体检时发现自己的心脏也出现了问题，就会非常紧张，这其中就有我们下文要谈到的话题——心脏早搏（期前收缩）。

程序员小张是我在临床中遇到的一位年轻病患。诊疗中，他提到一位 38 岁同事突发心脏猝死，把他们吓得不轻，公司的人都去做了体检。医生说小张的心脏有早搏，他当时就被吓着了。

"从那之后，我老是会觉得自己心跳过快，天天如坐针毡，拿各种软件测心率，觉得好像自己也快不行了，干脆班也不上了，保命要紧。付医生，您说我这可怎么办啊？"小张几乎是带着哭腔向我倾诉，仿佛自己患上了不治之症。

心脏早搏，真的这么可怕吗？

❶ 什么是心脏早搏？

生命不息，心跳不止。心脏是人体最重要的器官，24 小时不间断地为身体输送血液，每天收缩可达 10 万次，泵出的血量足以装满一节油罐车。

那么，心脏是按照什么规律跳动的呢？心脏中有一个叫作"窦房结"的部位，类似带动发动机运转的电瓶，按照每分钟 60 ~ 100 次的频率发射电脉冲，带着心脏跳动。健康人的心电图报告上会显示"窦性心律"。

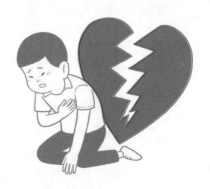

心脏这么重要的部位，如果只有一个起搏点，万一出了问题导致跳动停止就太危险了。于是，人体在进化过程中发展出了一套自我保护机制，给心脏预留了多个起搏点，并不完全依赖窦房结，而是心脏多个部位都可以发起心脏起跳信号。

这样就可以避免把生命安全全部吊在"窦房结"这一棵树上，这就形成心脏电活动的"先到先得"原则，老大不行老二上的机制：谁发射的电脉冲更早，谁就能够带领心脏跳动。

正常情况下，窦房结发射电脉冲的频率最快，其他部位较慢，以此来确保我们的心率都是每分钟60～100次的"窦性心律"。然而，在突发应急状态下，其他几个起搏点比如心房、房室交界区、心室等部位，会争先恐后地发动应急模式，抢先发射电脉冲，于是心脏就会比预期的时间提前跳一下，这次跳动就是"早搏"。

身体敏感的人这个时候会感觉到自己的心里空了一下。根据起搏点的位置不同，分为窦性早搏、房性早搏、交接区早搏（也叫结性早搏）、室性早搏。

2 哪些原因会引起心脏早搏？

很多朋友，特别是年轻的朋友，一旦发现心脏早搏，哪怕跑遍三甲医院，用尽所有手段，也一定要找到原因。其实早搏在正常人中十分常见，对正常人做24小时动态心电图检测，可能检测到早搏的人会达到 70% ~ 80%。

早搏虽是心脏的不规则跳动，但并非皆由疾病造成。情绪激动、疲劳、消化不良、吸烟、饮酒、喝浓茶等均可引起心脏早搏的发生，这种原因下的心脏早搏是偶然的，基本上没有症状，对血液循环的影响不大。只要消除思想顾虑，保持乐观情绪，早睡早起，饮食清淡，戒烟戒酒，不喝浓茶和咖啡，坚持运动，改善睡眠，心脏早搏症状就能很快改善。

对于有些疾病或药物引起的心脏早搏，比如冠心病、二尖瓣病变、心肌炎、二尖瓣脱垂、洋地黄中毒等，就要针对原发疾病在医生的指导下进行对症治疗。

③ 稳心三式，远离心脏早搏

在中医中，心脏早搏的时候出现心慌心跳、感到不适的现象称为心悸。中医在诊断中没有心电图，靠的是把脉，有两种特殊的脉象与心悸有关：结脉和代脉。

结脉是指脉来迟缓而有不规则间歇；代脉是指脉象缓慢而有规则的歇止，如每跳 5 次停 1 次、每跳 3 次停 1 次，甚至有每跳 2 次停 1 次的。这两种脉象代表的都是气血开始虚弱，在经脉中推动无力。

中医认为"气行则血行"，气和血就像两个并排走路的人一样，其中一个走得慢了，跟不上对方的脚步，就要快跑两步，这时候心脏就出现了一个突然的波动。

中医说，治法即兵法，那怎么解决眼下的困境呢？一是定心；二是通经络；三是补气血。下面的稳心三式正是在此基础上设计的，有心脏早搏的朋友可以在家多加练习。

【稳心三式】

❶ 揉后心、按痛点

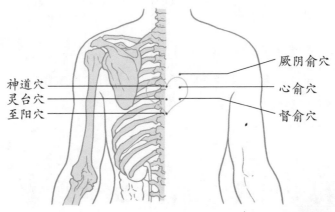

神道穴

灵台穴

至阳穴

厥阴俞穴

心俞穴

督俞穴

家人用掌根帮助患者按揉心区大约 5 分钟。

在没人帮助的情况下，我们可以借用网球来按摩，把网球放在后背心区与墙之间，通过网球的滚动来按摩心区。如发现痛点，可压住不动，或小幅度上下移动进行重点按揉，操作 3 ~ 5 分钟。

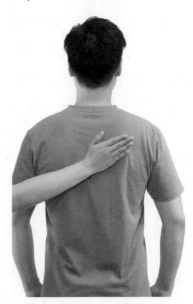

❷ 通厥阴、点内关

（1）通厥阴

用拇指按压曲泽穴，产生酸胀感后，保持按压力量不变，顺时针缓慢按揉，边揉边往手腕方向缓慢移动至腕横纹处结束，反复操作5遍。

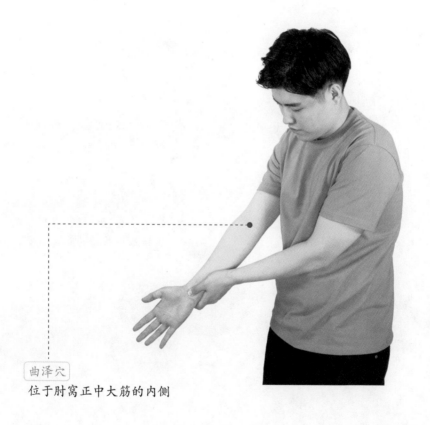

曲泽穴
位于肘窝正中大筋的内侧

（2）点内关

用拇指按住内关穴，待有酸胀感后，保持按压力量不变，将拇指旋转 45°，使拇指指尖对着心脏的方向，点按 3 秒钟，放松 1 秒钟，左右手交替，反复操作约 5 分钟，每天 1～2 次。

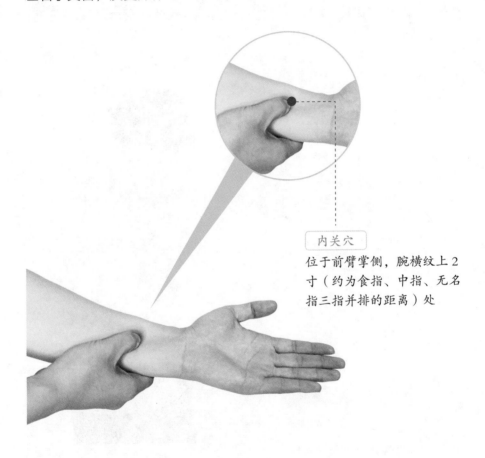

内关穴

位于前臂掌侧，腕横纹上 2寸（约为食指、中指、无名指三指并排的距离）处

 当心绞痛、心律失常发作时，用力点按内关穴 3 分钟，放松 1 分钟，能迅速止痛或调整心律。

❸ 补气血、叩三里

身体正坐，一只手四指并拢，扶于膝眼下，小腿屈曲，足部自然放松，另一只手握空拳叩击足三里穴，左右交替各操作约 1 分钟。

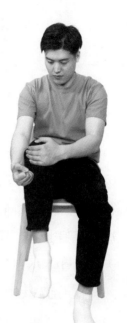

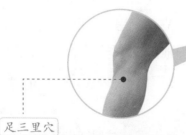

足三里穴
位于小腿前外侧，犊鼻下3寸，距胫骨前缘一横指处

付医生『小贴士』

心脏早搏不是由单一原因引起的，它反映了人的整体健康和疲劳状况，应通过调节睡眠和饮食习惯等方法来改善身体综合素质，避免过度疲劳或情绪激动。此外，还应注意少吃或尽量不吃刺激性食物，少喝浓茶或咖啡，并选择合适的锻炼方式，增强体质。当身体气血充沛、精力充足、经络畅通、心情舒畅时，心脏早搏症状就自然消失了。千万不要擅自滥用抗心律失常药，一定要听主治医生的嘱咐和建议。

抑郁是一场心理感冒

2019 年春天，我接诊了一位十分特殊的患者。小杨今年 23 岁，因感情问题休学 1 年多，每天宅在房间里玩手机，家长一说就发脾气。在当地医院被诊断为抑郁症，但她拒绝吃药，一提到看心理医生就发火。这次是骗她说陪妈妈看付医生才来的，她妈妈希望我能帮帮她。可怜天下父母心，经过商量，我们决定以调月经的名义给小杨治疗。

在治疗过程中，我一直盯着小杨，发现在做揉膻中、疏两胁手法的时候，每推一下小杨就会皱一下眉头。我们科室在调内脏疾病方面有一种特殊手法，就是将手掌放在神阙穴上做振法 15 分钟。在振法操作过程中，小杨觉得恶心、胸闷，我就让学生在小杨的膻中区三指揉和两胁分推交替操作，没过 1 分钟，小杨的眼泪突然流了下来，然后号啕大哭。我示意别人不要管，只让那位女学生安慰她。

小杨共治疗了十几次，我的学生和她也成了朋友，聊得很深入。渐渐地，这孩子眼神也清亮有神了，脸上重新有了笑容，准备回去好好上学，重新做回自己。

人生不如意十之八九，现代社会年轻人整天挂在嘴边的也是"真抑郁""我抑郁了"之类的话，那究竟我们说的"抑郁"和"抑郁症"是否一样呢？

⑦ 抑郁＝心理感冒？

将"抑郁"比作"心理感冒"其实是为了告诉大家抑郁和感冒一样常见，也一样有轻有重，重者可以致命。真正的抑郁症就不单单是"感冒"，而是心灵的一场劫难，内心被冰冻，煎熬无助。这不是靠"你想开点""有什么不开心可以跟我说""别怕，有我呢"这一类隔靴搔痒式的认知层面疏导，就能彻底解决的。

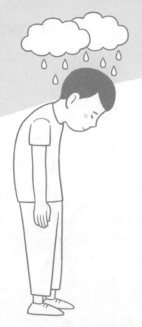

中国人对精神层面的问题是有天然敌意的，"抑郁"这两个字可以自己说自己，一旦别人说你，就不乐意了。"神经"或"精神"加上"病"字就成了侮辱性话语。所以在国内，遇到心理问题，很少有人会去求助专业医生。大概只有 10% 的抑郁症患者会去就医，这就意味着 90% 的患者会选择逃避。虽然并不能保证就医的抑郁症患者最后都能痊愈，但如果不去就医，也就失去了拨云见日的机会。

抑郁症不太容易察觉，患者往往以为只是最近压力大，休息一段时间心情就会变好。可一旦处理不好，患者往往越陷越深，无法自拔。认识自己、保持健康，是每个人自己的责任。短时期的情绪低落，是心理上的"感冒"，要适时调理，任由这种低落情绪肆意增长，就会成为慢性"炎症"，最终发展成抑郁症。

2 三招顺心理气，带你远离抑郁

人为什么会抑郁呢？其实"抑郁"这两个字已经给了我们答案。我们把这个词拆开来看，"抑"是抑制，"郁"是闭塞不通。

抑制的是什么？抑制了人体阳气的升发，使人郁闭起来，就像缺少太阳的照耀，处于漫漫雾霾中，憋得喘不过气来，找不到目标，摸不着方向，渐渐迷失自己。

丢失了自己，快吃一颗"定心丸"；心情压抑，就含一粒"顺心丹"；保持好心情，多做开胸顺气操。

吃一颗"定心丸"

中医认为人由形和神两部分组成，形神兼备，才是完整的生命。神指精神世界，由心主导，负责管理协调喜、怒、忧、思、悲、恐、惊这些情志活动和五脏六腑的功能活动。我们人体有一个穴位，如同"定心丸"，可安神定志，它就是神门穴。

"定心丸"并非比喻，实际真有此药。明代茅元仪在《武备志》中，记载了一种明军常备药——定心丸的配方："木香、硼砂、焰硝、甘草、沉香、雄黄、辰砂各等分，母丁洋减半。"该药具有解毒消肿、息风止痉、宁心安神之效，可以安定情志、提振士气。

290

用拇指指尖点按神门穴 2 分钟。

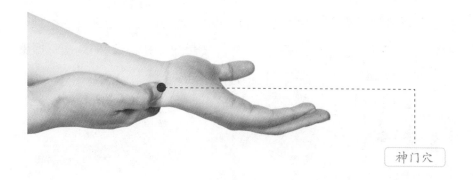

神门穴

来一粒"顺心丹"

汉语中把心情好叫开心，要想诸事顺心，就得自己寻"开心"，让我们开心的按钮就在膻中穴。心的问题，都会通过膻中穴表现出来，反过来也可以通过按摩膻中穴来调畅气机，调理情志。

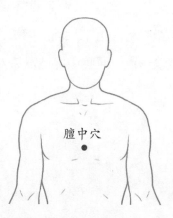

膻中穴

同时，膻中穴还是五条经络的"十字路口"，路口堵了，相连的马路就全堵了，所以胸中的气一旦被郁遏，那心、肺、肝之气都会郁滞，出现各种症状。极度生气时会忍不住捶打胸口，其实是人的本能反应，敲击胸口是因为气郁胸中，捶打就可以"顺心理气"。

现代医学研究也证实，刺激膻中穴可调节神经功能，松弛平滑肌，扩张冠状血管及调节消化系统功能，从而调理心绪。当你心情不好的时候，胸闷憋气的时候，无助的时候，想哭的时候，我们就揉一揉膻中穴，驱散胸中阴霾，拨云见日，直面生活。

【 按揉膻中 】

❶ 擦膻中

左手立掌，将大鱼际对着膻中穴，做整个胸骨段上下来回的擦法，速度可以快一点，至膻中区域发热为止。

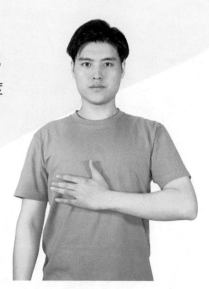

❷ 擦前胸

用手掌来回推擦胸部两侧至局部发热为止。

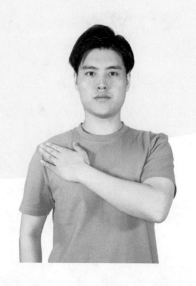

❸ 推侧胸

用手掌从腋下到肋骨最下方，做由上而下的推法 30 遍。

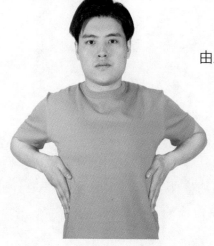

 操作时保持自然呼吸，不要憋气。

做一段开心操

在我们的身体里，心肺居于胸中，前胸、两肋、后背、脊柱组成的胸腔就像一个宫殿，宫殿宽敞明亮，心这个君主就会心情舒畅，人就平和健康。

让我们打开心胸，释放心情，一起来做开胸顺气操。

❶ 开门见山

两腿开立与肩同宽，双臂向前伸直与肩同宽，双手自然抻开，两手手心相对。

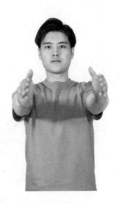

吸气时，双手翻掌慢慢向后做扩胸状，到达极限处后憋气2秒钟；呼气时，肩关节由前向后做小幅度环旋运动；反复操作5遍。

 注意 操作时，动作要与呼吸配合。

❷ 弯弓射雕

两腿开立，与肩同宽，右脚向外迈半步，右臂伸直，十指并拢，身体右转，左手中指放在右手小鱼际上。

吸气时，右腿缓慢半蹲，同时身体左转，左手顺势贴着上肢内侧手少阴心经的方向缓慢回拉至前胸。

呼气时，右腿缓慢伸直，同时身体右转，左手顺势贴着上肢内侧手少阴心经方向缓慢推动至右手小鱼际处，左右交替，反复操作5遍。

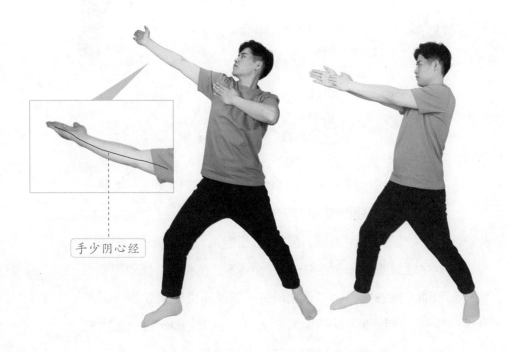

手少阴心经

 操作时，动作要与呼吸配合。

❸ 抱肩俯身

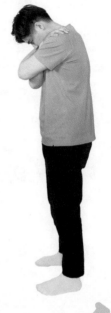

两腿开立，与肩同宽，左手抱右肩，右手抱左肩。

呼气时，双手抱肩下压，后背极限打开，使后背肌肉有撑开感，保持3秒钟；吸气时，回到原点，反复操作5遍。

 操作时，动作要与呼吸配合。

付医生『小贴士』

　　心即灵山莫远求，每个生命都希望走向光明、美好，抑郁的朋友只是没有及时擦拭心镜，让它蒙上了灰尘。我们一起"三省吾身"，秉持"正心正念"，抛开怨气，积极面对生活。感恩父母给的一切，感恩家人的付出，感恩同事的帮助，感恩挫折让你更加勇敢，感恩不良现象让你认识了世界，感恩小人让你见识了人心。一念之间，喜乐再次充盈胸中，心中火炬再次点燃，人生就有了方向，雾霾就此消散。